体育运动中的
深层软组织按摩法

[美]阿特·里格斯（Art Riggs） 著

李琨 译

黄鹏 审校

北 京

图书在版编目（ＣＩＰ）数据

休育运动中的深层软组织按摩法 / （美）阿特·里格斯（Art Riggs）著；李琨译. -- 北京：人民邮电出版社，2018.5（2022.1重印）
ISBN 978-7-115-47403-2

Ⅰ. ①体… Ⅱ. ①阿… ②李… Ⅲ. ①运动性疾病—损伤—按摩 Ⅳ. ①R454.4

中国版本图书馆CIP数据核字(2017)第300476号

版权声明

免责声明

本书内容旨在为大众提供有用的信息。所有材料（包括文本、图形和图像）仅供参考，不能用于对特定疾病或症状的医疗诊断、建议或治疗，且不能保证每一位读者都能通过使用本书运动方法取得成功。所有读者在针对任何一般性或特定的健康问题开始某项锻炼之前，均应向专业的医疗保健机构或医生进行咨询。作者和出版商都已尽可能确保本书技术上的准确性以及合理性，且并不特别推崇任何治疗方法、方案、建议或本书中的其他信息，并特别声明，对读者的运动效果不负任何责任，不会承担由于使用本出版物中的材料而遭受的任何损伤所直接或间接产生的与个人或团体相关的一切责任、损失或风险。

内 容 提 要

在体育运动甚至日常生活中，很多人会受到身体疲劳及运动损伤的困扰。而肌肉、韧带等深层软组织的疲劳与损伤是造成上述困扰的常见原因之一。若这些深层软组织能够得到放松，将会有效降低受伤风险，也能在运动损伤出现后及时对受伤部位进行处理。

本书通过真人示范图片与专业肌肉解剖图相结合的方式，详细介绍了深层软组织按摩法的基础理论及身体各部位按摩的步骤、力度、手法、注意事项及作用肌肉等，并提供了针对多种常见损伤的理疗策略。本书旨在提升普通人群、专业理疗师以及健康从业者的按摩水平，以帮助被按摩者释放压力、缓解疼痛、提升活动能力、矫正身体姿态、预防常见损伤。

◆ 著　　[美] 阿特·里格斯（Art Riggs）
　　译　　李 琨
　　审　校　黄 鹏
　　责任编辑　刘 蕊
　　责任印制　周昇亮

◆ 人民邮电出版社出版发行　北京市丰台区成寿寺路11号
　邮编 100164　电子邮件 315@ptpress.com.cn
　网址 http://www.ptpress.com.cn
　北京虎彩文化传播有限公司印刷

◆ 开本：700×1000　1/16
　印张：14.5　　　　　　　2018年5月第1版
　字数：266 千字　　　　　2022年1月北京第10次印刷
　著作权合同登记号　图字：01-2016-1241 号

定价：98.00 元

读者服务热线：(010)81055296　印装质量热线：(010)81055316
反盗版热线：(010)81055315
广告经营许可证：京东市监广字 20170147 号

对于自己能够从事这样一项有趣的职业，我一直感到被上帝眷顾着。我会用我的一生来学习和提高我的技艺。

——海伦·"Jimmer"·詹姆斯，一名罗尔夫教师

深层软组织按摩法

阿特·里格斯用一部大师级的著作,呈现了各种技术信息及实用理论。本书思路清晰,条理分明,拥有大量高质量的演示照片及解剖图作为支持。这部著作可以为从理疗师到医学工作者等各类与身体有关的从业者带来巨大的帮助。

——海伦·詹姆斯,加州州立大学弗雷斯诺分校物理治疗教授

近几年,阿特·里格斯被公认为是在理疗技术和人体构造上有着丰富知识及很高智慧的专家。我们极力向学习按摩方向的学生及健康从业者推荐这部著作。

——宝莱特·博格斯及理查德·博格斯,旧金山按摩学校主管

鸣谢

对我来说，能够撰写并出版这本书，需要感谢的人数不胜数。没有身边的这些人，我就不可能对理疗技术及人体学有如此深的造诣，更没有可能坚持完成这部作品。就像在15分钟内做一个全身的深层按摩一样，要一一列举他们的姓名是不可能的，而将我心中的这种感激完全地表达出来更是难上加难。因此，我在这里仅对于我和我的这本书而言有着特殊意义的几位朋友表达我最诚挚的谢意，也希望其他人能够透过我的致辞感受到我对每一位朋友的感激之情。

首先，是我的朋友、同事兼罗尔夫按摩技艺的引路人迈克尔·斯坦布拉夫。可以说，没有他的鼓励和指导，这本书就不会存在。多年来，他的按摩技艺指南《放松肌筋膜图解说明》，不仅在工作中带给我极大的帮助和指导，更是我在撰写另一本书的说明时的主要参照，并且他为本书提供了大量宝贵的素材。

对于所有指导过我的人，尤其是我在罗尔夫学院时期那些给予我大量与按摩技术相关的经验和哲学的导师们，我在此表示发自内心的感谢。虽然你们的知识伴随着爱成就了现在的我，但你们却丝毫不求回报。而正是你们对我的耐心与宽容，让我从一开始对那些知识的困惑和不安的阴影中顺利地走出来。我一直希望能够将你们的智慧尽可能地融入我今后的工作和教学中。

当然，我们每个人的成功都离不开一位对我们有着特殊深远影响的导师。而对我来说，迈克尔·萨尔夫森就是这样一位导师加楷模。他将原本枯燥无味的按摩流程，变成了刺激、有趣并富有挑战性的游戏。每当与顾客的服务和交流出现问题或者障碍时，我就会回忆迈克尔以及其他很多我的导师曾经给予我的那些建议，以帮助自己渡过难关。是的，迈克尔，我向你保证过，我一定要减缓我手上的活，并用心去感受客户的身体表达给我的信息。

还有我的那些客户，感谢你们让我的工作如此有成就感，感谢你们与我全力的配合与互动，让我能够轻易地协助你们的身体达到你们最想要的状态，而不是单纯、被动地指望我对你们的身体施加魔法。没有对你们及这项工作全身心的热爱，我就不可能如此想要将我在这方面的知识和激情与身边所有的人分享。

还有很多感激，我需要表达给那些在我这部书的创作过程中提供过重要素材、建议或批评的人。例如我的摄影师——大卫·布瑟和他那些精彩的照片，还有我的文案编辑——米歇尔·切斯，我对在我们合作时，我的一些不礼貌、过于执拗、顽固的行为感到深深的歉意，并十分感谢你们对我的宽容与坚持。我还要感谢宝拉·莫里森对本书中大量照片与解剖图的精心整理。最后还要感谢的，是我的模特德娜·劳夫特斯。

最为重要的是，我要感谢我这些年的每一位学生。你们对这门技艺的学习兴趣和热忱，让我无比欣慰，让我相信你们所学的定能让你们受益。这正是一部写给你们的书！

目录

演示图列表

第三章

第六章

序言

如今人们在生活中一直面对着两个同时存在却又相互矛盾的现状。一方面，随着文化的进步与发展，大部分人一直在不断地增加对自己身体的使用度。在看电视、使用电脑、玩电子游戏的过程中，人们不得不在更多的时间里使用坐姿。对于儿童的体育教育，这种本应该占据重要地位的项目，却越来越被人们所忽视。各种多姿多彩的视听体验，更是让我们已经忘记了用心感受自己身体内的需求和变化。

另一方面，运动比赛中的更多惊为天人的纪录却在不停地被那些将身体几乎运用到极致的运动员们刷新着。现代的器械与身体训练方法，将曾经被认为的不可能变为如今并不困难的现实，让人类的身体机能达到前所未有的状态。最终，衍生出了被大部分人称作"按摩"的技艺与学科，同时也被少部分理疗师与学者标榜为"人体艺术"。

在过去的半个世纪，按摩已经从一门不起眼的简单放松手艺，发展成一门涵盖大量系统技术与人体知识，衍生出无数不同分支和派别以及拥有无限研究价值的深奥学问。现今，一些例如颅部理疗、极性理疗等新分支的出现让人兴奋不已，这些分支已经由单纯的按摩变成可以对运动损伤进行预防、康复，甚至提高运动表现的有效方法。我们已经看到矫形按摩和触发点手法，能够代替正式的医学疗法显著改善一些亚临床疼痛和压力症状。婴儿与孕期的按摩，包括对癌症患者术前与术后的按摩，已经被列为正式的医学治疗手段。另外一些运动按摩学已经伴随瑜伽、普拉提、亚历山大疗法、费登奎斯法等其他各种类似的概念，变为探究人体艺术的学科。

你手上的这本书所涉及的内容可以称为"空间医学"，是让作者本人极其兴奋的切入点。根据姿势、结构、机能与效用的不同，我们如何能够理解人体各空间之间的关系？在我的罗尔夫协会经营的近30余年里，我们与另外一些人体学分支所取得的成果，尤其在缓解压力。消除疼痛，外伤愈合，恢复运动范围和功能，姿势矫正，以及心理问题治疗等领域，是得到广泛认可的。

虽然人体空间医学现今的每一个分支或流派都有自己的效果和优势，但是阿特•里格斯的这本书所介绍的，以被罗伯特施洛普博士命名的"神经肌筋膜网络"为基础的空间医学，是一种异常速效、直接并深入的医学概念。虽然书籍无法替代课堂上面对面的介绍，但阿特•里格斯在这本著作中做出了有益尝试，全面地介绍了所有的禁忌与一些具有意外功效的手法。作者用一个板块，以批判的方式十分详尽地介绍了人体各部位的功效、病人的姿势、深度按摩的各种手法以及对这些技艺在按摩的过程中给予病人的感觉（包括同感）细微之处，条理清晰。本书的最后一个部分，是针对单一和综合手法的策略安排，还思考了如何将深层软组织按摩这门技艺广泛地推向更大的市场。可以说，作者在这本著作中给予想要学习这门技艺的人所有需要的工具、知识、技能与提醒。

在这本著作中，阿特•里格斯非常用心地为初学及有经验的理疗师们演示了应当做什么、怎样做以避免对病人或理疗师本人造成伤害。我极力推荐我的学生们仔细阅读这本书，并非常高兴能够受邀为这本著作的第二版作序。

这本著作不仅以其专业的内容（比如人体解剖图、治疗师站位和手放置的位置、顾客可能出现的反应等）面对职业理疗师，还涉及关于周围的敏感组织使治疗得以顺利进行的操作顺序以及如何制定疗程方案等知识的讲解。另外，针对希望能够重温基础知识的职业理疗师们，这本著作同样提供了丰富的内容。

"神经肌筋膜网络"是整个人体空间医学的基础，我们通过慎重而且有序地应用深层软组织按摩的技术，改进我们以往的手法或观念，能够让我们在未来的几十年中为人体带来更加高质量的改善。为顾客缓解与治疗其身上的病痛，对于我们理疗师来说是崇高而实际的目标，但这种治疗的结果有时可以超越"解决问题"而使各位治疗师达到本领域中更高的发展目标，迎接更激动人心的未来。投入深部手法治疗事业中，像走上一条令人兴奋的发现之旅，你很少会感到无聊，经常会遇到挑战，并且会不断得到最佳的互动。

《解剖列车》作者，托马斯•W.梅尔斯

前言——针对2007年版本

从本书第一版出版至今的这5年来，整个按摩理疗领域发生了巨大的变化。不仅以放松身体为主的按摩行业的规模急剧扩大，"理疗"这个涉及人体机能的概念及其对一些病症的治疗效果也在被大众甚至医学界越来越广泛地接受（参见156~157页，对一项近期研究的总结）。在公众的观念中，按摩理疗师已经逐渐从简单、次要、非专业的症状缓解者，转换为真正意义上的医生，而且理疗保险公司也通常将理疗按摩纳入其保险范围之中，因为理疗按摩不仅能很有效地针对一些病症进行治疗，同时还能在很大程度上降低治疗成本。

总体来说，这些变化都是可喜可贺的。但是这个行业却也不可避免地经历着发展过程所带来的阵痛，例如与执照有关的各项法规和进阶研修的要求，总是有一些细微之处需要不断地完善。各级政府、各类组织以及各个教学机构，都充斥着一些对市场和对生源等方面的恶性竞争。令人沮丧的是，大家竞争的核心更多的不是为了能够更好地发展这个行业的技术与训练，而是为了获取更高的利润，赚到更多的金钱。虽然发展的确离不开金钱的支持，然而纯粹以利润为核心的发展模式，让很多理疗技师觉得没有必要过多地考虑如何让自己的技术更加完美，从而带给顾客、病人更好的理疗效果。

即使一些学校提供了很好的进阶训练课程，但想要获得进修这些课程并得到认证的机会，学生不可避免地需要付出大量的金钱。对很多理疗师来说，为了自己本来充满热忱的事业，不得不承担巨大的压力，去适应不断改变的政策与规则。很多SPA（休闲健身场所）、脊骨神经科诊所以及其他机构在招聘理疗师时，都明确要求有"深层软组织按摩"认证，虽然业界并没有对本行业中的任何一种认证达成任何统一的概念。只不过这些SPA机构能够依靠类似的认证，向顾客或病人收取更高的医疗费用，因为有认证的理疗师被想当然地认定身负"更高明"的理疗手段。本书希望对深层软组织按摩及神经肌筋膜放松的基本机理、操作方法等进行更加精确的说明。

从我于1980年开始从事按摩理疗，业内的同事一直对是应该将我们称作"按摩师"还是"人体疗法工作者"这一话题争论不休，让很多想要学习人体按摩理疗的学生们对自己未来的从业道路感到困惑，因为几乎每一个教学机构都拥有自己认为正确的称谓。这并不是说确定这个称谓与否会给按摩理疗这个行业，以及从学生到职业理疗师带来颠覆性的影响，但是给予其一个独特的、能够得到广泛认可的学名，还是十分有必要的。"即使将玫瑰叫成别的名字，也改变不了它的红色。"我曾经不止一次地听到周围的理疗师们为了回避这个话题而如是说。

我甚至看到过一些在特定分支的专家自称为"综合"按摩师，就像在医学中，全科医师总是让人感觉到拥有更加全面的医学知识与工具，可以为大多数病患服务一样。"综合"按摩师也比像"深层软组织按摩专家"这样专精的称谓更加有趣，却无法真正对治疗效果有任何益处。然而不可否认的是，只有对某一领域足够专精，才能真正解决问题、提升治疗水平，这也正是本书所希望带来的东西。

理疗师们在运用按摩技巧的同时，也应该能够有自信去帮助社会大众深入解决各种问题。就像一位患有肩部酸痛的病人，到底应该寻求的是传统按摩法（具体哪一种），还是软组织活动疗法、神经理疗法，抑或是整体架构疗法、神经肌筋膜放松疗法？再不然，还是需要那些充满"神秘"色彩的按摩疗法？在没有对每一个分支拥有充分、深刻的研究和理解之前，这样的问题永远只能得到模棱两可的答案，并没有一套科学、系统的诊断流程。至少从本书开始，"深层软组织按摩"就不应再是一个空洞的名词，而是代表了人体空间学或综合按摩理疗学的一个具体、特定的学术分支。

自这本书的第一版出版以来，"神经肌筋膜缓解"这个名词被越来越多地在各种理疗案例中提及。这门理论和技术，被不同的理疗师以完全不同的方式运用着。但是在我看来，那些都只能称作深层软组织按摩法的一些重要组成部分。基本上，任何一个能够缓解肌筋膜僵硬的方法都可以被称为"神经肌筋膜缓解"。它与传统按摩术的最大区别在于，理疗师会更多地用提拉筋膜的手法代替传统按摩中的推拿手法。如果你能够充分地掌握这本书中的所有内容，你就能够成为一名精于深层软组织按摩法的理疗师了。而且，神经肌筋膜理疗会成为你熟知的众多理疗技术中的一个。

　　当出版社请我考虑再版这本著作的时候，我对于将要更改的地方，是怀有既兴奋又惶恐的心情的。我当时立即着手对新的或者是已经改进的技术资料进行整理，直到我发现我所创作的可能是一部按摩理疗界的《战争与和平》。尽管这本书主要着重于对有效基本理疗方法的介绍，但其中也包含了很多具体的技术与学术理论。书中绝大多数内容都是为了能够实现我这5年一直以来的目标：将深层软组织按摩法与神经肌筋膜缓解法向广大人体疗法工作者推广，并非用特定的技术与概念强迫他们颠覆自己对传统按摩技术的认知，从而产生困惑。

　　如果不能帮助理疗师们在其他伟大著作的基础上拓展并提升他们的技术，我便不会感到满足。冒着可能漏掉很多出色的作者及教学者的风险，我希望能够着重提及为按摩理疗这门学问做出重大贡献的几位，包括艾瑞克·达尔顿、惠特尼·罗维、迈克尔·斯坦波洛夫、保罗·约翰、施特劳斯·特奥斯、本·本杰明斯，以及解剖学大师德鲁·比尔和他的著作《人体追踪》。另外，还有托马斯·梅尔斯与他的《解剖列车》，一部着实将整体结构按摩法推广开来的经典著作。尽管汤姆可能在他的著作中执着地宣扬了整体结构按摩法，但也正是这种专精的方式，让他的疗法几乎能够在任何按摩理疗领域中被应用，包括最简单的放松按摩。正是基于这些伟大的学者所达到的成就，才让我能够很容易地在自己最熟知的领域——深层软组织按摩法中大展手脚，并帮助更多的理疗师，让他们的技艺得到最大的提升。

　　这并不是说，我会认为自己的著作是独一无二、无可取代的。和其他任何一位作者一样，我希望我的著作能得到更多有共识人的建议和想法。大量的人体工作者，从学生到职业理疗师，再到脊髓神经学专家，都感觉到从这本著作的第一版中受益匪浅。我最大的满足，并不是对每一个手法或技巧的展示，而是能够看到我所探讨的这些技术在很多理疗师的治疗报告中能够体现出它们确实有价值。只在这一周，我便收到了三封关于从我的这本著作中受益的信。

　　　"（这本书让）我的理疗效果得到了显著的提升，更会给我今后的工作带来帮助。"

　　　"这本书已经彻底改变了我的工作。这实在是太棒了！这就是我理想中的按摩理疗法。通过对这本书的学习，我修复了很多酸痛的肩膀，在按揉身侧、第一肋以及斜角肌的时候，得到了很多正面的反馈。顾客都确实感觉到了他们身体的不同。"

"从我开始工作的时候，很多同僚都感觉我的方法与众不同，而这的确帮助我在短时间内成长为一个不错的理疗师。在过去的三四个月中，我每周为20~30位顾客进行理疗。要知道，我在此前只用了11个月的时间学习这门技艺。"

这些理疗师并没有介绍他们学到了哪些技能，而是告诉我他们改变了理疗的方法，以及为他们的工作带来了正面的影响。我感到大多数理疗师太专注于对复杂技能的学习，而忽略了其实一些简单的技术和概念的调整就能够给他们的工作带来意想不到的效果。

今天的理疗师可能会只专注于钻研许多"专家级"技巧，而忽视了在那些基本、简单的技术上付出足够的努力。然而，如果每个理疗师都能注意在简单的手法上下足够的功夫，他就足以能为多数顾客减轻痛苦了。就像我在第四章中提到的："如果将一把锤子给一个人，整个世界就会变成一枚钉子。"如果要专精，就必定需要忽略一些内容。并不是一个理疗师能够辨识所有不同的病症并知道所有疗法的。然而，过度的专精也可能会降低理疗的效果。

由于行业对专业理疗师从业的要求极其严格，因此，成为理疗师往往需要花大量的时间进修额外的课程并获得一整墙的认证与结业证书。经我的了解，这种现象造成很多专业理疗师都不再从事收费较低的放松性理疗。即使一些还愿意提供放松按摩的理疗师，也都承受着巨大的压力，声称他们的顾客除非确实受伤或者生病，都不愿意找他们提供服务，并且总是抱怨他们的医治得不到预期的效果。与此同时，许多非专业的按摩师也都没有了进修更专业理疗知识的动力。因为相对于普通按摩师，专业理疗师总给人一种白大褂在身，拥有昂贵的诊室、超高的收费，却冰冷无情，采用非人性化的程序，只为有"病"的人看病的感觉。

如此普遍的两极分化是令人遗憾的。科学研究已经能够充分证明神经中枢系统都对各类疼痛起着重要（即使不是绝对主要）的作用。重视整体疗法而非仅仅针对痛处进行治疗，已经是大势所趋。我们需要通过更多的训练和学习，来更深层次地了解一些病痛的实际根源。这让我们能够很轻易地用简单的疗法对中枢进行注重平衡性的医治，从而使疼痛得到根治，达到曾经用强力、复杂的疗法却无法企及的效果。

其实，专业的理疗与放松性按摩本就不应该被特意区分开来。每一位顾客其实都希望理疗师能够为他们真正地减轻疼痛，增强运动能力。很多不满的顾客，其实都希望能够得到放松全身的理疗，而不只是腰痛医腰、脚痛揉脚。

当了解了深层软组织按摩法之后，哪怕只是一小部分的内容，很多学生都感觉他们学到的东西看似没有特地介绍某种特定病症的特定理疗流程。很多人对实际解剖应用没有充分的自信，其实这种问题只需要少量的学习就能够解决。大多数人一开始都觉得还需要进修无数复杂、昂贵的课程，但最终却被实际的结果所震撼。很多人仅仅少量了解过一些需要的知识和技能，就立即能够提供非常优秀、有效的理疗服务了。

与上一版一样，新版能够为任何一位想要更深入地了解更多有关人体肌肉结构，以及如何深度对肌肉进行理疗、如何提高推拿效果的理疗师提供帮助。我十分希望每一位读者对我在本书最后的"推荐阅读"一栏列出的其他相关著作与视频（也包括没有列出的）尽可能多地进行浏览；同时，我也认为读者应当结合自身擅长的方向与技术来阅读这本书。如果你决定继续专精下去，那么这本书中的很多技巧都能给你带来帮助。但是，你也可能发现这些技巧会让你不需要更多地去了解其他理论性的信息了。

然而，如果说新版的内容基本等同于第一版和其他几部著作的全部内容，那么为什么还需要出新版呢？首先，一些细微的改变和校对，让这些内容更加通俗易懂。其次，为了显著提高读者在阅读过程当中的舒适度，新版使用更高质量的纸张进行印刷，并使用清晰度更高的演示照片与解剖图。很多理疗师都提到过，即使多次阅读本书，他们也依然能从书里那些浅显易懂的技术中得到有用的东西。在遇到特定难题的时候，他们总会拿出这本书参阅。新版用索引帮助理疗师在顾客到达之前随时便捷地找到所有需要的内容。

当前，在理疗的过程中，理疗师越来越多地需要和医学专家或保险公司进行深入的交流。很多理疗师对此感到头痛，不知道该如何应对。新版中拓展的"疑难解答"部分将能够非常详细具体地介绍一些有效的方案。在第五章的最后介绍了一些基本、实用的表格和模板，例如病人接受函、在应对保险公司或法律诉讼时需要的相关文件。另外，新版还提供了一些比较重要的阅读导言。在本书的最后，还为读者列举了一些深入探索和阅读的建议，以及其他有阅读价值的著作。

我真心希望您能够享受这部作品带来的所有信息，进而给您的技艺带来帮助。希望人体疗法永远是您的灵感和成就的源泉。

阿特·里格斯

2007年1月

综述

学习人体疗法与学习数学一样，都需要拥有一定的知识和技能作为基础。如果没有学过基本的代数，就不可能直接开始微积分的研究。同样，如果对一些基本的按摩技能和知识没有足够的了解和认知，直接进入深层软组织按摩法的学习就会有较大的风险和难度。一般来说，这本书的内容会对那些已经对基本的按摩方法和人体结构较为熟知，并希望进一步对人体与心理健康进行更深层次的了解的理疗师有更大的帮助。

很多学生刚开始都对"深度"这个概念有些恐惧，不知道这个"深度"该从何做起。当然，要想对这门技艺达到炉火纯青的地步是需要一定工夫的。然而在现代社会大家都希望缩短学习所需的时间，尽快达到一定的水准。有些人甚至希望通过一个周末的学习就可以成为专家。我身边的朋友称这种现象为"盲目的自信"。本书所希望带来的，是拓宽读者对人体及对理疗工作的认知，从而在修习理疗认证课程时可以作为理想的辅助阅读材料。本书并非一部只需简单盲从的武功秘籍，而更多的是希望从技术上和理论上真正帮助读者，找到针对个人特点、顾客需求的训练方法，使理疗师能够在此基础上拓展出拥有自己风格的理疗概念和方法。

◎ 笔记：本书照片中的模特都只穿着内衣且没有大量地遮挡其身体，是希望不要让本书的气氛太过于贴近医学临床试验的感觉。这种模式的选择，是想更加清晰地展示人体按摩时部位和手法的细微差别。除了坐姿和站姿演示之外，本书所有其他演示的技术在实践中都可以用单布遮盖顾客的身体。

什么是深层软组织按摩法

在定义深层软组织按摩法之前，先纠正一些错误的概念可能会帮助读者正确地理解。最重要的一点，所谓深层，并不是指按摩时手法力量上的大幅加强。

在撰写这本书的时候，我非常担心的一点，就是读者会想当然地将书中的一些手法大力地效仿在自己身上，而没有真正理解什么才是"深层"地对肌肉进行按摩理疗。深层按摩法并不会增加疼痛感，反而会让受者感到非常舒适、享受。因此，不要向你的顾客灌输那种按摩不痛就不能解决问题的荒谬观念。

◎ 深层按摩理疗并不是需要实施更多的"强硬"按摩法，也并不是比正常的按摩需要理疗师更强的力量或者更壮的体魄。

同样可以为顾客缓解病痛，深层软组织按摩法并不比浅层按摩明显要求更多的努力。很多学生都担忧学习深层按摩会非常辛苦，或者可能会加重自己的劳损。而且他们顾虑学成之后的就业前景将比较狭窄，因为错误的观念认为只有运动员、重体力劳动者及受虐者才会需要深层按摩。然而，所有的这些忧虑在真正了解了深层按摩的理论和概念之后就会彻底消除。拥有这样的技术其实有益无害，只会吸引更多的顾客，并为客户解决更多、更深层次的问题。同时，有趣的是，这些技术不仅不会使理疗工作变得更加辛苦，反而会让理疗师更直接、准确地针对病因进行治疗，从而更加轻松、有效地解决顾客的问题。新的按摩方式，需要理疗师减慢节奏，加强集中力。在帮助顾客解决问题之后，理疗师和顾客都会感到由衷的喜悦和舒畅。

◎ 在按摩理疗的过程中，不应当一成不变地采用深层按摩的方式。这会让理疗师与顾客都感到疲惫和不适。深层按摩总是要根据具体的需要，在每一段按摩理疗时实施，一般只需要几次。这和你在高速路上行驶，遇到陡坡或急弯时都需要使用更强的齿轮组来减速通过是一个道理。

但是，什么又是深层软组织按摩？简单的定义就是：在真正理解人体各组织层的构造之后，用最有效的手法，针对每一层进行按摩，使其获得最大程度上的放松并缓解僵硬感。深层按摩与普通按摩之间其实并没有本质上的区别，只是深层按摩中一些特定的技术和工具，需要适当增加压力的深度和推拿的速度，且针对特定的情况会用到指关节和肘部。在不同的地方，深层软组织按摩有时也有不同的理解方式。有些理疗师甚至会用更轻的力量，通过对前臂和肘部的正确使用，让其按摩效果大大提升。有些时候，理疗师会大幅减缓推拿的速率，以换取对软组织更好的按摩效果。

深层软组织按摩更多的是为了矫正人体结构和缓解肌肉伤痛，而不只是为了愉悦和放松。当然，也不是说深层按摩就没有愉悦感。大多数顾客在接受深层软组织按摩疗法之后，都会产生一定的依赖性，主动寻求更多角度的放松、缓解疼痛。结果是，深层软组织按摩法一定能让你成为更加成功的理疗师。

◎ 深层软组织按摩法中的技巧与其相对不同的治疗目的，可能会让你对自己的理疗工作进行重新定位。你也许会发现，耐心加强的肌肉软组织，会让你和你的顾客获得前所未有的成就。

深层软组织按摩能够达到缓解疼痛，优化坐姿、站姿，增强柔韧性并使行动更加流畅等很多不同的效果。不论最终的目标是什么，我都希望这本书中的内容可以帮助理疗师，让他们拥有自己对按摩理疗的独到认识。

为什么要学习深层软组织按摩法

为什么要为了学习深层软组织按摩而给自己带来更多的麻烦呢？去查看一下，目前各个美容院、SPA以及专业理疗中心等机构在招聘理疗师的时候，大都对深层软组织按摩认证有硬性的要求。如今，按摩理疗已不再被看作是一种有钱人放纵身心、消磨时间的娱乐活动，反而整个医学界都已承认它对很多病症的医治都能起到关键的作用，并将其正式列入治疗标准程序中。医疗保险公司将普通的按摩与"神经肌筋膜放松疗法"以及"软组织活性疗法"（保险公司针对深层软组织按摩的专业术语）区分开来，并为后两者设定更高额的费率。一些私人按摩机构也不断地提高对这些技术和知识的要求。

在我教授深层软组织按摩的这些年里，理疗师们列举了众多必须研修这些课程的原因。大量的人来上课，是因为他们在工作的过程中受了伤，原因不外乎用力过度、速率过快或者采用了不正确的姿势，没有遵循生物力学的原理。他们总是强迫自己用僵化的操作流程，力图控制顾客的肌肉和软组织，其实这是非常不符合真正的人体原理的。他们将一些顾客没有的需求，想当然地强加其身。而很多时候，随着他们在人体学造诣方面的日益精进，他们会发现对人体本身的了解将给他们在理疗的实际操作中带来多大的影响。本书就是希望帮助大家增进对人体知识的认识，并与按摩技术进行完美结合。

安全第一：慎行区域

我一直非常欣赏那些相对于努力研究过度治疗问题，而更加关注安全性问题的学生。最重要的建议就是，永远不要使用任何不清楚是否绝对安全的推拿按摩手法或流程。然而，有时"危险"一词，同时也包含了"机会"的意思。一些深层软组织按摩所关注的可以明显改善神经系统及血液循环并被普通按摩所禁止的区域，却又能给身体带来极大的好处。太过不加选择地忽略那些需要注意的地方，很有可能会给你的病人带来更大的伤害。这些问题，其实都是可以通过对潜在危险区域的正确教育和指导来杜绝的。

在刚开始研修按摩理疗课时，很多需要注意的细微之处是不可能传授的。因此，很多类似不要动颈前部、腹部和腹股沟三角区及其周围的动静脉、浅表神经的禁忌只是针对初学者的。而绝对的禁忌与暂时需要谨慎对待的地方是有本质上的区别的。

◎ 区分用心、谨慎的按摩手法与战战兢兢、毫无自信的按摩术是非常重要的。

很长时间以来，我仔细观察了很多深层软组织按摩法的初学者之所以寻找自信和安全之间的平衡点，就是为了确定他们的顾客能够高枕无忧地接受诊疗。但我发现很多人并没有对解剖结构有足够的认知，因此缺乏安全意识。如果你连按摩的是哪个部位都搞不清楚，那么按摩理疗就会变得十分危险，因为人体浑身上下遍布雷区。

◎ 想象一下你摸黑在自家的客厅内行走，因为你知道沙发、茶几、电视、电灯及其他家具大概的位置，所以十分有信心不受到伤害地走过去。但如果换成一间陌生的房间，你在走过的时候必定是心惊胆战的。在没有基本解剖禁忌知识的情况下，进行深层软组织按摩就如同摸黑在陌生的地方行走，危险至极。

慎行区域

首先，我们要清楚慎行区域与绝对禁忌区域的区别。慎行区域是指那些在按摩理疗时需要提高警惕但并不是绝对禁止的身体区域。了解按摩这些区域的正确方法，能够使你的理疗水平与信心大大提升。

动脉与静脉。 在对主要血管进行理疗时，最需要警惕的就是避免撞出动脉粥样硬块并形成斑块或凝结的情况发生，这种硬块会随着在血管中的运行导致人休克。其中，颈部是这种问题最有可能发生的区域。而其他区域只要大静脉受到伤害，随着血液流回到心脏被重新泵出，这种情况也会发生。当然，这并不是让你杜绝对大血管的理疗。有一些课程要求学生永远不要碰触这些能摸到脉搏的地方，也是有些小心过度了。这是因为，有些问题只会在身患疾病或者年龄偏大的人群中发生。身体的一些区域（如腋窝、大腿和颈动脉）的脉搏往往力量较强，也会让人感到那种扩散式的跳动，却并不是危险的前兆。

当在一些你能感觉到脉搏的地方进行理疗时，你应该准确地知道那些动脉的位置和构造。在按摩时，缓慢地靠近脉动处直到脉搏变得清晰可辨，然后逐渐远离脉搏区，就能避免直接在动脉上操作了。

了解解剖结构，也能帮助你在发现一些主动脉漏跳的情况时提前有所准备。例如降主动脉（descending aorta）或者颈部动脉，这有可能是血液瘀阻甚至动脉瘤（aneuysm）等问题的信号。动脉瘤是由于动脉壁受损出现的水肿，虽然罕见，但任何在这种情况下的按摩理疗，都有可能造成动脉破裂，以致危及生命。因此，多在年轻人或者有经验的理疗师身上练习，能够帮助你了解正常人动脉的位置，以及什么是健康的脉搏。

为了安全起见，对于有曲张现象的静脉最好不要动。但是有很多理疗师完全忽略了这些静脉下的肌肉软组织。其实，绕过曲张静脉，按揉其下一两英寸（1英寸为2.54厘米）处的深层肌肉，能够很好地帮助腿部肌肉放松。需要注意的是，一些顾客也对这些地方的按摩感到十分警惕和恐惧。在理疗这些区域之前，建议请示顾客，并向其解释你的按摩并不会影响到静脉。

神经。 理疗师需要了解人体主要神经的位置和走向，并在理疗时对顾客的麻木感和刺痛感保持警觉。对于比如胸廓出口这一类区域的按摩能够带给顾客极大的好处，可以缓解神经紧张的问题。只需简单地提前告知顾客，你会在临近神经的地方按摩，从而解除某一地方的束缚，并提醒顾客在感到麻木或刺痛的时候及时示意理疗师停止。通常在一些特定点旁边一两英寸的地方发生神经刺痛，也是没有问题的。但要注意在理疗时使用正确的手法，并且缓缓地进行。

关节。本书中展示了很多通过活动四肢来拉伸肌肉的方法。这其中有两个需要小心的地方：如果病人之前，尤其是在一年之内做过髋关节置换手术，缓慢、轻柔的活动会比较好，但是不要试图让关节做全范围的运动。尤其要谨慎的，是在内旋股骨情况下的屈髋动作以及外旋股骨情况下的伸髋动作。

相较于前者，不稳定的肩关节问题则更加普遍，这时一定要缓慢地活动肩关节。顾客如果肩部脱臼，是会告诉你的。在这种情况下，最安全的方法就是不要将病人的手臂外展超过身体的垂直线。尤其是在外旋肱骨的时候，要格外注意。

下面的图片标注了很多在理疗按摩时解剖结构上需要特别注意的地方。这个清单并不能够包括一切情况，但是更多是介绍一些在初学者课堂中没有被提及的按摩。学习这一部分内容的最佳方法是去进修一些有专业导师手把手指导的人体课程。如果你能够花时间学习一些这方面的内容，上一些课了解关于特别需要小心的人体区域在医学诊治上的规定，你就能增加自己在理疗工作中的信心。

需要小心的区域

1. 胸廓出口：这并非一个具体的解剖结构，而是前斜角肌和中斜角肌之间的斜角肌间隙的区域。这里包括了重要的人体器官和结构，如桡神经、尺神经和正中神经；还有一些大型血管，如颈动脉、颈静脉。深层按摩可以很有效地治疗锁骨和第一肋之间的肌肉和肌筋膜僵硬，并软化和拉伸斜角肌和胸锁乳突肌。在对这一区域的肌肉进行按摩理疗的时候，注意颈部的前后平衡是尤其关键的。

2. 颈总动脉：强力的脉搏会提醒你这条动脉的存在。不要直接按压动脉，但是要学会小心地调整这一区域的软组织。尤其要关注老年、不健康的病人，因为这些人出现血块和血凝的可能性比正常人大得多，会让理疗变得十分危险。

3. 颈动脉窦：这是颈动脉上十分特别的区域，它是一个压力感受器，十分敏感并控制着人体血压。直接按压这个结构，会导致血压瞬间下降。

4. 臂丛神经：这个神经丛直接落在锁骨上面，非常容易受到紧张的肌筋膜的挤压。在对这一区域斜角肌下面的器官进行理疗按摩的时候，很有可能触发神经的感觉。所以，要让你的顾客在感到手臂上有麻木和刺痛的时候及时通知你。如果你的理疗缓慢且足够细心，是没有安全隐患的。但是如果与正确的情况稍有偏差，就

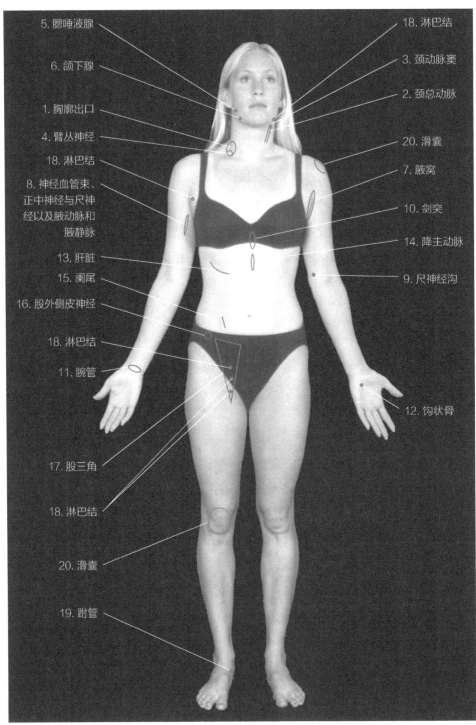

5. 腮唾液腺

6. 颌下腺

1. 胸廓出口

4. 臂丛神经

18. 淋巴结

8. 神经血管束、
正中神经与尺神
经以及腋动脉和
腋静脉

13. 肝脏

15. 阑尾

16. 股外侧皮神经

18. 淋巴结

11. 腕管

17. 股三角

18. 淋巴结

20. 滑囊

19. 跗管

18. 淋巴结

3. 颈动脉窦

2. 颈总动脉

20. 滑囊

7. 腋窝

10. 剑突

14. 降主动脉

9. 尺神经沟

12. 钩状骨

警示图A：前面

需要特别注意了。

5. 腮唾液腺：第七（面部）神经经过这一腺体。

6. 颌下腺：这个腺体在下颌骨下线的下方，淋巴结同时也在这一腺体的下面。

7. 腋窝：这个区域包含淋巴结核与神经血管束。若不是特殊的需要，请远离这一区域。

8. 神经血管束、正中神经与尺神经以及腋动脉和腋静脉：这些结构位于肱二头肌和肱三头肌之间，肱骨向下一半的距离。

9. 尺神经沟：尺神经离肘关节面非常近。

10. 剑突：不要直接按压这块骨头，因为需要直接按压这里的情况很少。

11. 腕管：正中神经会一直延伸至腕管。在对这一区域进行按摩的时候要小心，不过正确的理疗方法同时也能够很好地缓解这一区域的压力。

12. 钩状骨：这一骨质突起的结构很容易被碰到，尺神经经过此处，因此不要直接用力按压。

13. 肝脏：在这一区域往深处施压的时候要格外小心。

14. 降主动脉：参照本章之前对此处的介绍。

15. 阑尾：直接对此处按摩是没有任何意义的。如果病人出现腹部剧烈疼痛，可能是患有阑尾炎。阑尾炎同时也会伴随心神不安和发热症状。

16. 股外侧皮神经：这条神经直接穿过腹股沟韧带。对于这一区域通常不需要按摩，但是在对腰大肌、髂肌或者内脏肌进行按摩的时候会连带接触到。

17. 股三角：股动脉与股静脉加上股神经、淋巴结和淋巴管都经过此处。

18. 淋巴结：你不希望直接对淋巴结进行按摩，但可以用轻柔的接触判断淋巴结的位置过浅或者过硬。

19. 跗管：胫后肌神经、动脉及静脉都经过内踝下方。

20. 滑囊：在肌腱经过关节的地方，通常会有滑囊起到减少肌腱与骨骼之间摩擦的作用。比较常见的部位有：肩、髋、膝和肘部。滑囊一般不会对按摩有什么反馈，但是在其周边进行理疗可能会帮助缓解关节外伤。最好咨询一下是不是经过了医学专家诊断。滑囊炎和肌腱炎有时很难分清楚，但是它们的医治方法却截然不同。冰敷和横向纤维摩擦法通常对敏感的肌腱十分有效，而滑囊炎主要用热敷来医治。

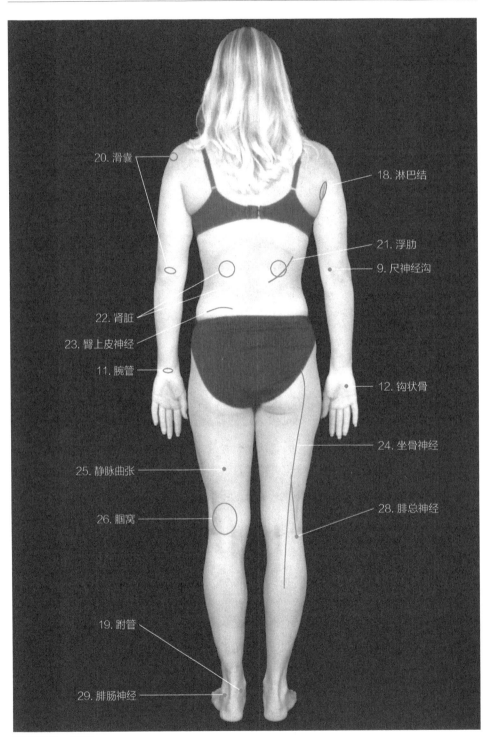

20. 滑囊
18. 淋巴结
21. 浮肋
9. 尺神经沟
22. 肾脏
23. 臀上皮神经
11. 腕管
12. 钩状骨
24. 坐骨神经
25. 静脉曲张
28. 腓总神经
26. 腘窝
19. 跗管
29. 腓肠神经

警示图B：后面

21. 浮肋：这些底部的肋骨没有与肋软骨或胸骨相连，非常易动和易碎。不要对其施加过大的压力，否则会让这些浮肋移位并影响到下面的肾脏。

22. 肾脏：浮肋一般在肾脏的正上方，不要直接对其用力，一般在倾斜的角度按摩这一区域。

23. 臀上皮神经：尽管髂骨嵴是十分重要的理疗部位，但是在理疗这一部位时需要使用倾斜的手法。这一点一般并不会常被提及，但是如果顾客告知在理疗这一地方时感到神经痛，就应该适当远离疼痛的区域。

24. 坐骨神经：对梨状肌及坐骨结节和转子之间的区域进行按摩时，容易引发坐骨神经痛。在这一区域要用倾斜的手法，让神经不会压迫到骨盆。

25. 静脉曲张：参照前文对血液循环部分的介绍。

26. 腘窝：缓慢小心地按摩这一区域会非常有助于腘绳肌与腓肠肌腱的放松。但是膝后和胫后肌神经以及膝后动脉与静脉也都在这一区域穿行而过。

27. 颞骨鳞部和蝶骨大翼：这些颅骨的骨骼都十分薄，蝶骨在颅骨中是比较容易活动的，可能因为压力而移位。对这一部位，应用轻柔、倾斜的力量。

28. 腓总神经：位于腓骨后的这条神经极其脆弱。

29. 腓肠神经。

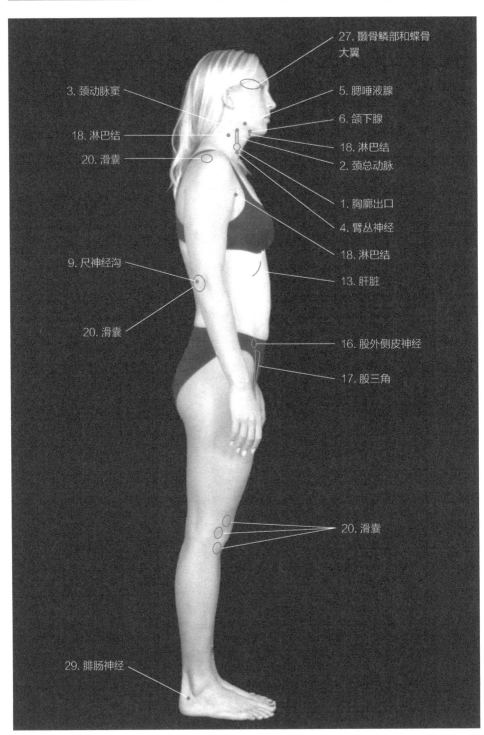

27. 颞骨鳞部和蝶骨大翼
3. 颈动脉窦
5. 腮唾液腺
6. 颌下腺
18. 淋巴结
18. 淋巴结
20. 滑囊
2. 颈总动脉
1. 胸廓出口
4. 臂丛神经
18. 淋巴结
9. 尺神经沟
13. 肝脏
20. 滑囊
16. 股外侧皮神经
17. 股三角
20. 滑囊
29. 腓肠神经

警示图C：侧面

第一章

一般理论

本书所展示的深层软组织按摩法是建立在一系列基本按摩原理上的，这些原理必须与操作在一起教授。在现实环境中，放松性按摩与深层软组织按摩之间并没有绝对清晰的界线：即使一组很轻柔的按摩理疗也会包括深层按摩的理念，好的深层按摩应该考虑将普通放松性按摩方法融入进来。深层软组织按摩并非简单地需要强力工具，例如指关节、拳和肘。这些工具在错误的操作中会变成武器，因此我们在这里有必要花一些时间来探讨如何将"深层"按摩安全、有效地执行。后面章节中讲解的理论，都是建立在下面这些原理和原则上的。

深层软组织按摩法原则

不要紧张：深层按摩并非强力按摩。如果你在进行理疗工作时感到过于紧张，或者因为用力过大而身体发颤，那么就应该减小力量、降低速率或者利用一些其他的工具，例如肘部或前臂。如果你使力不当，就很容易在理疗的过程当中由于体力不足无法坚持，从而无法减轻顾客身体的压力。

用少量按摩油。按摩油或者身体乳在一定程度上可以减小皮肤的摩擦阻力，但是很多学生对它们的使用远远超过了合理的量。如果你试图用涂满油的手去转门把手，你应该知道需要多花费多少力量才能达到目标。当进行深层按摩的时候，你需要一直让自己不要刻意地"用力"或者"努力"。太多的润滑油会让你的身体表面损失太多的力量，导致无法再用更多的力量对深层软组织进行有效的理疗。身体乳一般会比按摩油的润滑性差一些，能够让你轻松地抓住深层软组织。

节奏要慢。按摩的深度，与推拿的节奏是息息相关的。当你希望增加自己理疗的深度或者对肌肉增加阻力使其放松时，你就应当减缓推拿的速率。在这方面，更慢的节奏通常要比更大的力量来得有效。

倾斜用力。永远不要垂直地对骨骼用力。在大多数情况下，理疗师用力的方向与身体的角度都不应大于45度。即使血管和神经都能够移动并具有可拉伸性，但还是可能在与骨骼的撞击中受到伤害。尤其重要的是臀肌这一区域，因为这里的坐骨神经很容易与坐骨结节发生撞击。倾斜的压力，能够让你对肌肉进行拉伸而不是单纯的挤压。

在按摩肌腹的时候，也要注意对肌腱的按摩。在很多情况下，肌肉的紧张来自于肌腱在骨骼的附着点部分。软化肌腱和刺激牵张感受器（高尔基腱感受器）对于肌肉的放松是非常有帮助的。这里需要特别注意的是较长的肌肉组织，例如腘绳肌。另外，对肌腱处的按摩也能大大减少对肌腹处按摩所需的时间和精力。

明确你的目标。对每一位顾客身体的实际情况，用观望、询问、接触等方式进行评估，以确定需要重点理疗的区域。太多的理疗师都对所有的顾客使用同一种方式开始理疗，然后认为数量胜过一切。这其实已经歪曲了按摩理疗的主旨。让我们感到舒适、快乐的理疗，通常都需要重点关照那些让我们感到痛苦的地方。可以说，你的目标决定了你的技术水平。

针对你希望的肌肉层进行理疗，并持续下去。神经系统对于受到的不同深度的刺激是非常敏感的。如果很快地在不同的肌肉层间变换，会在放松肌肉的同时造成过度地刺激神经系统。慢慢地渗透至你希望工作的那一层，然后持续在一层进行理疗，结束时缓慢地收力。应当保证对解剖结构基础概念的熟知度，包括肌肉的起点和终点，这会帮助你建立更好的理疗策略，理解活动受限和旋转模式。

先让身体反馈并稳定下来，再继续。在初学者的课堂中，有时我们会反复强调在理疗按摩时，不要间断与客户的身体的接触，以免让客户的身体感到不适。不过，太长时间持续的刺激会阻止身体进行自我整合和稳定。在客户开始出现长叹气、出汗，以及肤色改变等现象时，说明其身体内部的神经系统自己在活动，这个时候暂停理疗，甚至间断对身体的触碰，让身体自行巩固这种舒适的状态，会是非常好的方法。

在大多数情况下，让肌肉在拉伸的位置上获得放松。我们在理疗中遇到的绝大多数问题，都会涉及短肌肉收缩。因为害怕影响肌肉放松时的状态，理疗师时常不敢去移动顾客的四肢，或者让顾客移位。但其实只要将肌肉拉伸至临近极限的状态，在肌肉放松下来时，它就会自动恢复长度。这样同时也可以训练肌肉的拉伸神经，让其知道放松时应有的长度。本书中介绍的很多体位，都是用来使肌肉进入拉伸状态的。

比如视觉上，如果手臂弯曲45度，肱二头肌的长度同时也是仰卧位手臂肌肉处于放松状态时的长度。你或许可以成功地使肱二头肌变软，但有可能在顾客起身后他的手臂可以屈曲的角度和他接受按摩前一样。但如果你伸肘，可以拉伸肱二头肌，达到使肌肉恢复长度的效果。当然，不能够过度拉伸肌肉。过度的拉伸，一是可能会难以进行深层按摩，二是会让肌肉更加收缩。

良好地使用身体力学。理疗师工作中很多受伤的情况大多源于紧张。原因是他们的节奏太快，并没有很好地依照身体力学进行理疗。理疗的力量不应当来自你收缩的肌肉，应借助身体重力或者你的脚与地面的横向摩擦力。通过这本书，你能找到关于如何良好使用人体力学进行按摩的建议。

不要使用拇指进行深层按摩。拇指在普通的按摩中十分重要，但是在深层按摩中会感到过于疲劳甚至受伤。90%的深层按摩都可以用指关节、拳甚至肘部来代替拇指做出动作，而且按摩效果决不会比拇指差。

阅读身体

最好的理疗师能够自动察觉顾客身体紧张的地方在哪里。这种技能并不是天生的，而是通过大量的练习逐渐形成的。理疗师可以通过视觉、触觉、询问以及直觉等方式获取信息并进行判断。肌肉紧张的人，往往在站立或者走动时就能够表现出来。所以在顾客躺在按摩床上之前，应该让其活动一下，以便理疗师发现问题。在顾客刚进入诊室的时候，理疗师马上就可以判断其两三个地方的肌肉状态。例如，是否其一边髋部很轻松地转动时，另一边却非常僵硬？或者一边的手臂很自然地下垂，而另一边的手臂很不自然而且肩部显得十分紧张？再或者后背的疼痛是否因为前胸的过度紧张？以这些第一印象作为整个按摩期间的参考依据，会帮助你准确地找到问题，并建立起观望的能力和准确性。

按摩应该将对身体的评估（输入）和操作（输出）两个步骤混合在一起。对身体准确地进行评估，能够帮助理疗师更快地为顾客带来变化。当顾客在按摩台上的时候，花几分钟接触感受其全身的状态，比一上来就盲目从某一处开始要好得多。通过接触感受主要肌肉群的松紧度或是否存在痉挛，通过温和地震动身体了解其身体各部位旋转和支撑的模式，通过拉动或震动手臂和双腿了解主要关节的情况。除了软化肌肉，按摩的主要目标是让身体各部位的感觉相互连接，而对全身的接触就能够做到这一点。髋部和下背部连接是否顺畅？脚踝和腿部？腿部和骨盆？枕骨和颅骨？行动受限是由于僵硬的关节（如韧带损伤）还是软组织损伤？哪一个是你要着重解决的？

如果你进行的是一小时限时的理疗，花太多时间进行触诊和阅读身体是比较困难的。但是利用一两分钟，来做一下简单的判断，制定理疗策略，会对后面的效果产生决定性的影响，能够快速让你的顾客放松下来。这种判断和评估，持续地阅读身体，在整个理疗期间是需要不断进行的。

保持对身体"倾听"的状态，不仅能够提高理疗的水平，更可以消除理疗师重复单一工作的厌倦感。很多学生会觉得，这个方法让按摩从一件枯燥乏味的工作变成了趣事。

提高你的触摸质量

让理疗师受伤的原因有很多，但最主要的还是在按摩过程中用力过度。一些学生对深层软组织按摩有畏惧感，因为他们在浅层按摩时，已经感到十分疲惫，甚至受伤。但是如果能够掌握正确方法并运用，理疗对所有人都应该是更加轻松和安全的。区分深层和用力是非常重要的。深层理疗只是需要深，并不需要理疗师和顾客任何一人感到疼痛和疲乏。必须学会如何缓慢地渗透到肌肉内部，因为并不是所有的肌肉都准备达到放松的状态。即使用最完美的技术和触摸手法，短时间内对于一些没有准备好放松的顾客来说还是会感到疲乏。因此，要慢慢地让而不是"强迫"身体自行放松下来。

本书中的演示照片里只是介绍了很多能够让你较快进入深层组织的推荐姿势，但并不代表这些姿势可以替代你对自己手法的改进。在这里，作者非常鼓励你能够在一定的指导下，练习书中的很多技术。有时达到某种效果的手法不止一种，所以不要被书中的内容完全限制住。

◎ 书中展示的一些技术并不一定适合每一位理疗师或者每一位顾客。如果相近的方法能够让你觉得更加轻松，你应该立即选用。这些技术只是开始，放心大胆地去尝试那些你认为更好的方法。我们工作中的快乐，来自于避免那些死记硬背，而去更多地用我们的创造力来使顾客获得愉悦的享受。

触摸的质量

◎ 想象你在接受一个陌生人的按摩。你需要多久来判断这个按摩师的水平？大多数人的反映是：2~3分钟。一开始抚触的质量，会直接影响顾客对你的印象。

高质量的按摩，并不只是将一系列很炫的手法和技术组合在一起即可。我曾经遇到过一些没有太多经验但是触摸质量很高的初学者，照样能给我以非常棒的理疗。我也曾遇到过一些完成了1000小时训练，懂得各种高难度手法的人——几分钟之后我已经完全受不了了，因为他们对我的触摸让我非常不舒服。

按摩，不论是温和的还是极深层的，都是你和顾客之间的舞蹈。跳过舞的人应该明白，不论是引舞还是伴舞，都需要关照自己的同伴，才能把舞跳好。作为理疗师，我们就像引舞者，但是我们还需要不断地倾听和配合顾客的感受，通过改变方向或节奏来提升舒适度。很多理疗师和每一位顾客都在跳完全一致的舞步。但是，你的策略也可能被很多其他因素所影响，比如你的情绪、和顾客之间的信任、身体肌肉的实际状态、疼痛的区域或者顾客自身的心理状态等。

如何培养你的触摸感

依照如下建议进行练习，你就可以提高你的技术，并培养良好的触摸感。

接受其他同事理疗师的按摩

很奇怪，不少学生都会告诉我，他们极少接受其他同学的理疗，除非是偶尔的交流。他们总会发现自己缺少顾客进行练习，却又害怕花钱请其他专家进行指导，所以很少有机会来培养自己的触摸感。他们缺少提升自己的机会，所以无法提供更好的理疗服务。

在经验丰富的理疗师那里花的钱，可以增加你今后获得的回报。如果你自身感受到高质量的按摩，就可以很容易地将同样的方法移植到工作当中。你可以让理疗师解释她在按摩时一些做法的原因。我总会在自己接受理疗之后，获得很多深刻的感触。这样不仅可以使我知道一些新的操作方法，还能够在自己的理疗工作中增加信心，因为我知道类似的做法可以让顾客感到快乐。管理好你的预算，定时让自己去感受一下吧！

继续进修课程

我知道一些理疗师已经很多年都没有上过任何进修课了。一些人怕花钱，一些人怕占用自己的休息时间，还有一些人基本上只是觉得上课不过是为了让自己得到更高级认证的手段。但要知道，上课不仅仅会让你温习学过的内容，更重要的是能够让你有机会感受同学在你身上的理疗。

应该改变对上课的认识，学习不同的内容可以迅速提升和拓展你的技术。在学习罗尔夫深层理疗时，对我影响最深刻的是在两堂关于颅骶的课程中所学到的内容。

安排指导

如果你能知道某个人可以作为你的老师，比如你的朋友，你就应当定期找他去做几个小时的非课堂训练。一个好老师不应仅观察你的工作，最好是还能够通过实际接受你的理疗对你进行指导。

问一下能不能给你的老师做一次理疗，并请他给予反馈，即使这会让你感到羞耻。让他知道你会接受所有能够提高你技艺的批评和建议，你不希望从他那里得到的只是你做得有多好。当我接受学生的练习时，会经常从台上跳起来告诉他们哪里做得不对，并以我的经验告诉他们正确的力度、方式、方法。在练习过后，我们会坐在一起讨论那些重要的点以及有潜力继续提高的地方。这样的指导哪怕是需要支付一些费用，都是值得的。

练习触诊

在自己身上练习。通过触摸自身来感受自己按摩时的触碰感。体验推拿的速率，肌肉的感受不应该是被滑过（从皮肤表面），而是被拉伸。从表面的肌肉接触进入深层的肌肉接触，开始形成颈部结构、不同部位的旋转、侧屈以及颈椎各个部位屈伸时的感觉。

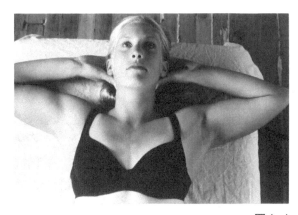

图1-1　自我检验颈椎

如图所示，采用仰卧姿势，将你的手放置于颈椎的两侧。尝试在乳突向下1.5英寸（约2.5厘米）处找到寰椎的横突，再顺着颈椎向下感觉横突的每一块椎骨。感觉横突部位脆弱或者酸痛的地方，然后在椎骨间小肌肉上训练手指找到肌肉发炎时的感觉。这种敏感度能够帮助你在其他类似的部位找到疼痛点，但要明白什么样的压力能够帮助软化肌肉组织。

图1-1

　　持续地训练你的手指在任何可能（包括非生物）的地方感受不一样的外表。尝试将橘子与橙子表皮上的不同触摸出来，看看你能不能将香蕉皮在不拨开的情况下脱离果肉。感受不同动物身上肌肉组织的不同触觉，比如猫、狗。尝试不同的触摸方法，看看你能不能从它们的反应中发现是否用力过大。

　　培养敏感的触摸感。下面的试验在课堂中十分常见：很多学生都认为那是最有帮助性的演示之一。拿出一盒玉米淀粉倒入深碗中，可以让其有几英寸的深度。将1杯至1杯半的水缓慢倒入，直到感觉像是鞋油的质感。然后将手和手指都浸入其中，感受这种质感及其在你施加压力下的变化。如果你将手指滑过表面，你会发现它被撕裂，很像是当你推拿过快的时候，组织上微型的撕裂感。用拳捶击玉米淀粉，感觉其受力后变得更硬、阻力更大。再尝试快速用手指通到底部，你能够感觉到多少阻力呢？

　　现在，将你的手指用很小的力量浸入混合物中，感受在不刻意施加压力和速度的时候，你能够进去多少。快速将手指抽出，体验整个混合物滑过手指的感觉。要记住，你从肌肉组织抽离的速度和你浸入的速度几乎一样重要。注意，在这个试验中要多用点时间。很多学生都跟我说，这样的训练是他们使用过最能够增进触摸感的一种。

一些定义触摸感的方式

柔和的触摸感

　　理疗的深度与你理疗时用力的大小之间关系不大。我本人总是不由自主地在需要增加阻力时，施加更大的力量。这困扰了我很多年，但我发现每过一年我在理疗时都能花费更小的力量。

　　◎ 我们的任务是缓解身体的紧张。在你用僵硬的手指或紧张的肌肉为顾客缓解肌肉压力时，指导其放松是非常困难的。许多因素都可以帮助解除紧张感，比如用你自身的重量和力量、遵循正确的生物力学、正确的推拿速率与恰当的润滑剂使用量，最重要的是你与顾客交流和反馈的意识。如果客户感觉你用力过大，增加力量往往就不是解决问题的办法。

　　一直要注意，你自身的肌肉有没有紧张的情况。如果你的手感觉僵硬、活动不便，或者在用力时身体会抖动，这些都是提醒你减小用力的信号。冒着受伤的危险苛求让顾客立即进入放松状态，是会造成身心疲惫的。

　　◎ 一条潜规则可以使理疗没有压力，我把它称作你与顾客的相互投降。双方对彼此都需要保持完全自愿的信任，这种投降者并不是被打败或者彻底失去力量。作为理疗师，你应该将所有刻意的方法和流程放在一边，不要强迫放松感发生，放松感本应该就是完全顺其自然的。没有这种投降的心理，理疗按摩对你和你的顾客来说就变成了负担。如果顾客能够从你身上感受到轻松、愉快的情绪，他们也会更容易地向你投降，完全跟随你给他们的享受，而不是被你打败。

压迫组织与拉伸组织时的区别

　　使用柔和的触摸感进行理疗按摩，是我在理疗课上强调最多的地方。想象一只轮胎在柔软的地面上滚动……这就是压迫的感觉，一种非常有用的按摩手法，但是与拉伸方法不同。当我们对组织进行压迫时，可以增强血液循环、软化肌肉和影响身体的能量储备，但是很多时候组织的长度会保持不变。大多数我们遇到的组织不仅表现为僵硬，而且会缩短。能够让组织恢复长度，对理疗的效果是非常有帮助的。（要区别肌肉和组织两个词的不同，组织是指肌筋膜、肌肉与肌腱的统称。）

现在想象一下拉拽软糖的感觉……具备将组织拉长的能力会让你在大部分的理疗师群体中脱颖而出，进而让你的理疗效果显著提升。拉伸组织的先决条件是你对组织长度有基本概念，懂得用倾斜的力量按摩，还有能够提拉、耙犁组织，再加上对运动机能学的了解，这些都能够帮助你将病人的身体放置于拉伸肌肉的状态下。很多本书中演示的方法，都可以做到这一点。

生物力学

如果理疗师的身体十分紧张，这种紧张的状态就会传递给顾客。因此，使用你自身的重量，让力量从你的身体核心区发出，才能让你的理疗对健康有益。将按摩台的高度调至最佳，在这里也是非常重要的。有些课堂会使用统一高度的按摩台，但其实没有一个适合所有人的高度。拥有腰伤问题的按摩师需要使用相对高一些的按摩台，好让身体直立一些；而拥有肩伤问题的人则需要相对把台子调低一些，使其更多地使用自身重量来代替肩部肌肉的力量。

理疗师的站位也会因为顾客姿势的不同或者理疗部位的不同，而有所区别。我看到过一些学生在为上背部做理疗时，将按摩台升得很高，甚至让被按摩的同学从台上起来，以调整到最佳的理疗高度。本书中的很多技巧都使用了侧卧姿，这个姿势会让你比在理疗仰卧或俯卧姿时升高几英寸。解决问题的办法，通常是使用拳或肘等工具，调整身体与按摩台的距离，使自己能够以不同的角度进行工作。

如果你不是出诊，而是在你的办公室做理疗，则应当考虑购买一台可以电动调整高度的按摩台。你的顾客会对你因此提高一点价格而感到理解，这样台子的费用很快也就能赚回来。你会发现保持最合适的理疗高度，会让你多么的舒服，从而充满活力地为顾客解忧。

工作时须与顾客保持合适的距离

在按摩工作的过程中，理疗师与顾客保持合适的距离也是非常重要的，能够自然地增加力量，并让顾客感到更加舒适。按摩时，应当依靠一下两种力量的传递方式：① 依靠重心将理疗师自身的重量自然地引导至按摩处；② 依靠合适的身体倾斜角度，使理疗师便于将腿脚蹬地的力量传递于按摩处。这也是为什么大多数理疗师在工作时，都会放松膝关节，而非将其蹬直锁死。如果与顾客的距离过近，双臂和躯干就需要不可避免地弯曲，此时理疗师使用的力量会更多地来自于外身肌肉，从而不利于运用核心力量。然而，若距离过远，理疗师将无法很好地使用自身的重心来控制力量。

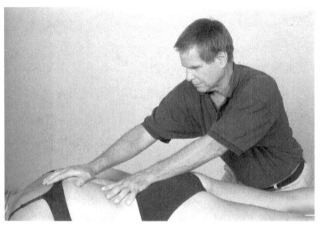

图1-2　理想的工作距离

如图所示，由于理疗师距离顾客足够远，使得其腕、肘、肩、背各部位都十分舒展，从而让力量全部释放出来，毫不流失；同时，理疗师与顾客的距离也没有过远，使其自身的重量自然地释放在顾客的身体上。

图1-2

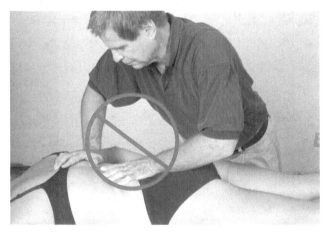

图1-3　距离过近

在图中，我们可以看到理疗师与顾客距离过近，导致右腕与右肘部弯曲、肩部收紧，以及腰部的不合理前倾。当理疗师想更有效地借用重心带来的力量时，便需要站在高处才得以让双臂舒展发力，不然就要借助于其前臂的力量了。

图1-3

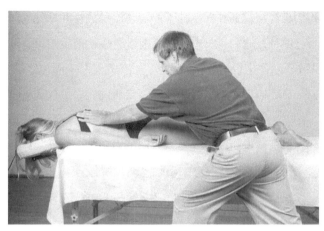

图1-4 理想的工作距离——重力与腿部横向力量的组合

本图演示了如何将双腿蹬地发出的横向力量与自身的纵向体重相组合。全身各关节舒展，让发力时力量不会流失。

◎ 图1-4中另外值得注意的一点是，理疗师只在按摩顾客左侧身体。很多

图1-4

学生在一开始都容易执着于一定要同时按压脊柱的两侧。但尤其当矮个理疗师遇上高个顾客时，同一时间只按摩脊椎的一侧能帮助理疗师更有效地发力，而不会因为姿势不佳导致自身重力无从借用。当然，分别按摩脊椎两侧的原因还有很多。例如，这样对于肋部和脊椎旋转处的按摩更有益，而且顾客背部两侧的肌肉压力通常各不相同，针对一侧进行按摩会更有助于放松肌肉。

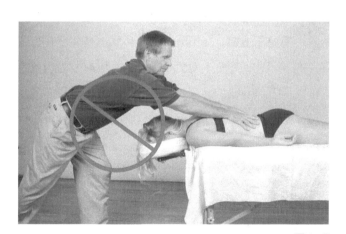

图1-5 距离过远

此图理疗师距离顾客太远，导致无从借用身体的重量，不可避免地使用了外加力量。腰部由于过分前倾，让腿部的力量也无法得到有效传递。在施加压力时，就不可避免地使用臂部肌肉的力量，而不是自身重力。

图1-5

肌肉组织软化的重要性

衡量触摸感的一个重要标志，是你是否能感觉到肌肉的细微反馈。很多理疗师都过分地将注意力集中在自己的手法上，而不认为自己需要关注肌肉组织的变化。如果你不知道肌肉组织是否变软，那么你如何知道自己的理疗工作结束了呢？

我们都经历过那种理疗师不停地在已经放松和软化的肌肉组织上按摩的窘境。同样难过的是，他们有时也会在肌肉没有放松前就结束。通常理疗师的手法过快会导致根本无法产生任何效果，大家喜欢的是那种能够让他们感受到放松、软化的按摩师。

有耐心地缓慢进行理疗，等待肌肉完全放松或者硬结完全软化了，是深层软组织按摩法的重中之重。在这种方式下，理疗师不太会因为过度用力而受伤，并且能让顾客得到更大的满足。因为他们不会感到疼痛，却可获得整体神经系统上的松弛。

对这种肌肉软化效果的追求，就像让你将沉重船只推离码头。你不会赶着开始，而是慢慢地往前推。在最开始，你不会感到任何移动，但是你能感觉到随着努力的增加，惯性使然，船只会逐渐被推动。你不会用过多的力量去推，而是放松用更多的精力去关注其他方面，例如对船只移动方向的把控。最好是能够体会这种感觉的方法，使用你自己的身体来做尝试。你可以找到一块有些发紧的部位，自己做个试验。当你能感觉到肌肉组织的逐渐松弛时，会对你在客户身上的感觉有所帮助。

关于疼痛感的一些话

不适感和疼痛感的主题，经常会在课堂中出现。很多要求做深层理疗的人，都有过不适感。在不适感和疼痛感之间并没有明显的分别，只是帮助顾客解释清楚他们具体的感觉。对更多人来说，所有较为刺激的感觉都可以被称作疼痛。让他们去感受，自己的疼痛具体是什么，很多时候能够分成灼热、拉伸甚至精神上的怀疑、恐惧以及愤怒。疼痛感通常都是由于你过快地执行流程而造成的，在施加相同的力量下，减慢推拿的速率，每每能够帮助顾客缓解疼痛。你不应该明知道疼痛还继续你的工作，如果你发觉你的按摩让顾客身体越来越紧，而不是逐渐放松，很有可能是你太过刻意了。

对顾客来说，一些问题的确需要更多的努力，但是一定要在达到7成左右的努力时就通知你。当然这是一个相对的概念，但是让顾客也参与其中，会帮助他们更加有安全感。记住，永远不应该让顾客感到怀疑或恐慌。不过，在自由和失去控制之间一定要把握好，不要让顾客感到他们需要控制整个按摩的流程。有一个小诀窍，一般可以让顾客解除紧张感，就是不要让他们认为在理疗后一定需要做反馈，告知他们的感受。有些理疗师总是要求顾客时时刻刻做反馈，实际上却打断了整个放松的进程。

◎ 警告：任何一种放射性的疼痛和麻木感，都代表着神经被碰触到了，这时应当立即停止对此处的深层理疗。

推拿的方向

在绝大多数初级课程中，老师都会指导学生，推拿应该往能让血液回流心脏的方向进行。但是，这并不是一条绝对不变的规定。如果你能足够缓慢地推拿，即使往相反方向进行，也不会有对血管造成伤害的可能。关键很多时候是被压缩的，缓解其压力将关节中间的空间扩大，总是非常重要的目标。固执地仅依从

将心脏回血的方向作为推拿方向，其实并不是最好的策略。有些时候，朝关节的相反方向推拿，是让关节放松的唯一办法，这对肘、肩、髋、膝、腕、腰、踝等各关节部位都有效果。

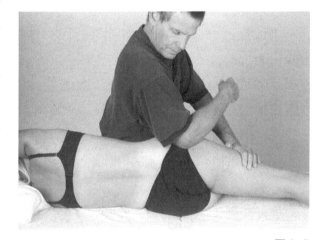

图1-6

图1-6　关节减压
向下推拿髋关节，可以让髋部和腿部下垂，从而在关节间创造空间。

一些基本的推拿策略

理疗师们有时被禁锢在特定的推拿手法当中，以为只要依照那些手法就可以为顾客提供很好的理疗。这种情况在SPA十分常见，大家排着长队等待着属于自己那50分钟的按摩，就像飞机等待在一座繁忙的机场降落。这种按摩，我们有时会称之为"切饼干"或者"数量第一"。理疗师们很容易在如此大量的工作中变

得精疲力竭甚至受伤。为了让你自己能够保持清新的头脑和充沛的体能，要将每一位顾客看作是单独的个体，从而对目标和策略不断做出相应的改变。针对不同的情况、不同的部位，应该使用完全不同的推拿手法。下面就列举了一些常见的策略。

拉长推拿手法

这些可能是为了恢复肌肉组织的长度最常见的按摩手法。它们经常在浅层按摩中被使用，但是在深层软组织理疗中也极为有用。但是这种手法同时也被很多理疗师过度地使用，超过了其力量范围。在你感觉失力的时候，不要害怕暂停对背部或腿部的拉长性按摩。

还要注意的是，不要使用太多的润滑剂，否则会影响你对肌肉组织的提抓和拉伸。你的目标是拉长肌肉，而不是挤压它们。

固定并拉伸

去观察一个橡皮带的结，如果你使劲拉伸橡皮带，结依然会很紧，然而结旁松弛的带子却会被拉长。紧张或者纤维化的部分，很少会随着肌肉的延长而延长，但是理疗师们总是会没有重点地对整块肌肉进行按摩。真正有效的方法是，需要找到紧张的点，并针对这个点的两侧进行反向拉伸。很重要的是，你不应当用手在紧张部位的皮肤上滑动。而要看着你抓住的地方，并向其反方向拉伸。

如图1-7和图1-8所示，你可以尝试拉动小腿，并对确定紧张的肌肉部位进行拉伸。

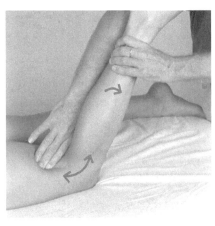

图1-7

图1-7　固定与拉伸：膝部

将膝关节弯曲，使腘绳肌缩短。确定紧张点具体的位置，然后将膝关节延长，从固定的点用另一只手拉伸紧张的肌肉。

图1-8 固定与拉伸：背部
在背部任何一个区域，用工具找到并固定紧张肌肉，然后用另一只手向其反方向推拿。

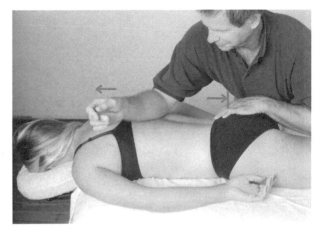

图1-8

朝拉伸的方向推拿

拉伸关节的同时对肌肉朝着拉伸的方向进行按摩，是非常有效的。

图1-9 向拉伸的方向按摩
不同于上一个推拿的方法，这个方法是将脚踝从一个弯曲的状态下拉长，以便同时用力向相同方向拉长需要按摩的肌肉。

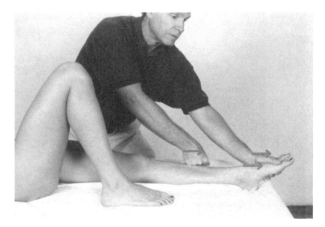

图1-9

横向按摩法

横向按摩法通常是作为一种力度很强的运动员按摩法的一个部分，但是在深层软组织按摩法中放慢节奏，也能起到完美的作用。横向按摩技术通常用在肌腱部位，但是也对肌腹有一定帮助。常见手法包括：用手指依照纤维的方向来回滚动按摩肌腱或肌肉两三分钟。感觉就像躺在硬板上的一条绳子上面，主要目的是将小的黏附或交叉的纤维解开。但是一些研究表明，这么做最重要的好处是能促进胶原蛋白的生成。这种理疗，对你的顾客来说可能不太舒服。因此要告诉你的顾客这跟真正的横向按摩法并不相同，解释这种不适感是正常的，第二天也有可能会感到肌肉酸痛。在按摩后进行冰敷，是非常好的方法。因为横向按摩法这种密度高、力度强的特性，我总会将有需要的顾客推荐给精通运动按摩的理疗师。

将肌肉划分区域

◎ 这是一项非常重要且有效的工作。将肌肉完美地划分区域，会极大地提升理疗工作的效果，进而在一个回头客身上立即产生不一样的结果。花些时间来学习这些技术吧。

很多肌肉与肌腱彼此都是平行生长的，并且是为了在关节运动时相互作用而巧妙设计的。例如，膝上方的股四头肌和髂胫束。在膝盖绷直的时候，腘绳肌一定在股四头肌收缩的时候拉长。在这两组肌肉群中间，髂胫束必须能够自由地滑动。如果它黏附在任何一组肌肉群上，就会让膝关节产生向前或者向后的扭力。

图1-10 股四头肌的解剖图
解剖图中稍微将肌肉的纹理画得不同，是为了更好地展示不同的肌肉群。每一块肌肉在用力的时候，都会恰到好处地起到自己的作用。

很多相邻的肌肉都会在整个身体运动时发挥不同角度的力量。因为在受伤、停滞状态或者静止固定的状态下，这些肌肉区会被"粘"在一起，不能够随意滑动。精准、小心地将这些区域分开通常能够增强关节的功能，获得一般治疗无法起到的作用。

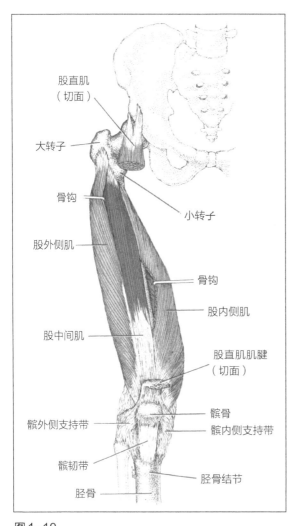

股直肌（切面）
大转子
骨钩
股外侧肌
股中间肌
髌外侧支持带
髌韧带
胫骨
小转子
骨钩
股内侧肌
股直肌肌腱（切面）
髌骨
髌内侧支持带
胫骨结节

图1-10

图1-11 肌肉构造分离（三角肌或胸大肌）

有时将一块肌肉提抓起来，向离开周围的肌肉的方向滚动，会是一种非常有帮助的策略。移动关节，或者询问顾客自己进行，抑或被动让你帮助他进行，都能够加强效果，因为相邻的肌肉组织会在关节移动时自动各自分开。缓慢地用手指找到肌肉间的缝隙，顺着缝隙帮助将其分开。

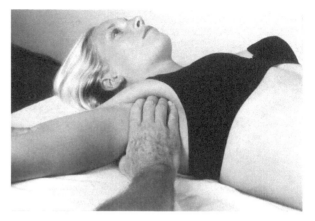

图1-11

将肌肉从依付状态中解放出来

也有一些情况，如肌肉与相邻肌肉之间并没有粘连现象，却依附于更深层的肌肉、神经肌筋膜甚至骨骼上。下面与上一部分有些相似但又范围更大的技术，能有效地帮助理疗师在无法找到分离肌肉的切入点时将其分离。在你或者你的顾客身上，找到一块较长的肌肉，例如腓肠肌、腘绳肌、股四头肌、肱二头肌或者肱三头肌。在理想情况下，这些肌肉只会在肌腱处与骨骼相连，你可以轻松地滚动这些肌肉而不会感觉到任何很多捆绑或更多的层次。注意观察在不同的顾客身上这种自由的感觉有多强，以帮助你了解并建立起评估这种问题的概念和方法。这些技术都在图1-12~图1-14中予以演示，请耐心浏览。有时将肌肉完全分开可能需要几分钟的时间。

图1-12 深层提拉肌肉

用双手抓住整块肌肉，缓慢地将肌腹从骨骼上提拉起来。轻轻将肌肉以其连接两点为轴向两边转动，就像你在硬板上转动铅笔的感觉一样。有时这是从两个方向拉伸肌肉的好方法。

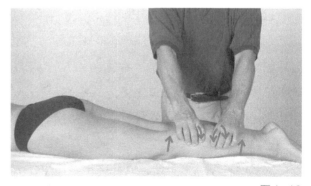

图1-12

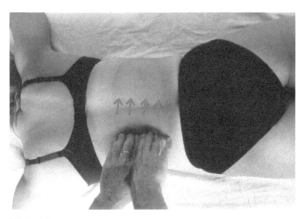

图1-13

图1-13 放松竖脊肌

关于放松竖脊肌的技术，大多都是用来拉长或缩短这个肌肉群。但是，一些向内部方向的活动也是非常重要的。用双手的手指在肌肉的边缘处向内用力，轻缓地将肌肉向相反方向推动。记住，对于这块肌肉你不应该试图转动它，就像横向按摩法一样，而应该能看到你将整块肌肉从矢状平面分离。

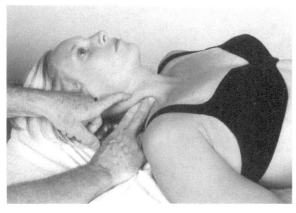

图1-14

图1-14 区分胸锁乳突肌

你应该记得，你的顾客经常向你控诉胸锁乳突肌好像在深处被卡住的感觉。用图中提拉的方法对待这块肌肉，并不常见。但是你可以在自己的身体上尝试，真的非常舒服。

允许一块肌肉缩短

很多按摩理疗师都专注于如何将缩短的肌肉拉长，从而使关节部位更加灵活。但是在少数情况下，肌肉不能理想地被缩短，才是问题的原因。比如，很多人都有过即使腿部的肌肉群没有紧张的感觉，踝关节依然难以弯曲的问题。同样的情况，也可能发生在腕部、膝盖或髋部。在腕关节或者踝关节中，有可能是肌腱部分有依附现象，导致行动不便，这种不便可能是任意方向的。如果依附现象是在脚踝弯曲的时候发生，那么脚踝就会难以拉伸；反之，则会难以弯曲。

生量学可以从单一细胞或纤维相互作用，来解释肌肉怎样拉长或缩短。这些纤维可能会在肌肉的任何一个部位，从细胞层面互相依附阻碍正常的拉长或者缩短。

◎ 当用这些方法放松关节的时候，让顾客在你固定好韧带时，主动收缩肌肉，会对缓解行动不便的问题有极大帮助。

图1-15 纤维是如何妨碍肌肉组织收缩和拉伸的

当肌肉细胞能够自如地相互滑动时，肌肉动作就会十分舒畅自如。但如果某些肌肉细胞，或肌肉群有依附现象发生，肌肉就会变得难以缩短或拉长。在有动作时，会有硬结的情况发生，就像毛毯褶皱起来的感觉。如果肌肉往一个方向伸缩自如，而往另一方向出现这样的现象，就会让肌肉发生不均匀收缩而扭曲。

受限制的肌肉运动

下面这些图，展示了肌肉组织在拉长或缩短时的不同状态。如果肌肉组织或者肌筋膜相互依附在一起，再或者变成更厚的肌肉组织，这时关节的移动就会受到影响。

休息时的长度

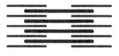

这张图展示了肌肉在放松状态下，已准备好被拉长或者压缩。

拉长的肌肉组织

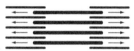

这是一个健康的肌肉组织被拉长时候的形态，由于没有黏附的情况发生，不同的纤维可以相互自由地滑动。

被缩短的肌肉组织

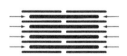

这是当纤维可以被自如压缩时候的形态。

有限制的拉长

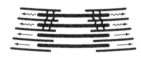

上方的纤维不能自如地滑动导致行动被限制，但是底部的纤维没有问题。这时候肌肉被拉长时，各纤维承受的压力不均匀，导致关节紧张。

有限制的缩短

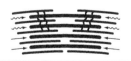

在这个例子中，上方的纤维有依附现象，没有办法被顺利缩短或挤压，而下层的肌肉没有问题。和上图拉长时的问题一样，关节用力时肌肉组织因受力不均匀而发生扭曲导致关节紧张。

图1-15

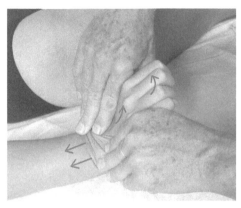
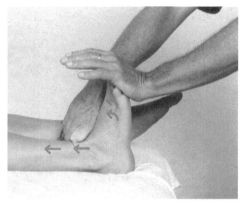

图1-16a   图1-16b

图1-16a和b　促进肌肉收缩

当帮助顾客弯曲踝关节和腕关节时，在你感觉肌肉组织聚集的地方，向缩短的方向施加压力，促进肌肉缩短或者松解韧带的限制。这个技术在你的顾客主动收缩肌肉时会比被动接受你的帮助更加有效。

笔记：注意这些技术与拉长技术之间的区别（见图1-9）。

如何判断何时使用什么样的技术，是我被问到过最多的问题之一。这并没有绝对的规则，但是总体来说，你的拉长技术主要对紧张收缩的肌肉有效。当发现单独黏附时，固定拉伸法则能够缓解黏附点，这种方法总是很缓慢地进行，等待肌肉的软化。固定依附点，非常缓慢地移动关节拉伸肌肉，能够让你在特定的点上用力并等待缓解。记住，不要将你的固定点在肌肉组织上滑动。想象着抓住橡皮结时拉动橡皮带的情形，将肌肉从硬结处拉开。

第二章

基本技术

◎ 这一章将着重介绍如何正确使用你可支配的工具——手指、指关节、前臂和肘。一旦你能够很轻松、熟练地懂得这些工具的使用技术，后面的章节会详细介绍一些不同身体部位的治疗方法，以及一些具体的操作实例。

力量的等级

顾客的身体越紧，理疗师就越会希望用更多的努力为其解压，这是一个有趣但是荒谬的现象。只用加压的方法是很难缓解顾客的紧张的，这种紧张让理疗师总是试图用拇指和手指去做更多的深层理疗，希望能够达到更好的效果。而且越是那些拥有丰富经验的理疗师，就越对自己的拇指和其他手指充满信心。因为使用熟悉的手进行工作，让他们感到十分舒服和自如；任何其他更有力量的工具，都不如手指更加方便、有效。但事实上，没有几个人能有足够的力量仅用手指完成全套深层软组织按摩法。学习其他的工具，能够显著减少所需的努力，以保护你自己的身体，从而为更多的顾客解忧。

作为一个总规则，从手指到肘，有一个力量和按摩有效程度的分级方法。如果你感到用手指比较吃力，试着用指关节来代替。如果你感觉指关节的力量不足，换用拳进行理疗往往效果更好。前臂的力量大于拳，并且让你在更大的表面上用力。如果你想将所有的力量都集中在一点，使用肘是最有效的工具。

这些替代工具，在深层理疗中是没有限制的。它们能针对更多不同的问题，同时也能让理疗师更高效地使用自己的力量。在工作时，你会发现用肘和用手指的感觉一样好。

对拇指说"不"

对于普通按摩来说，拇指是非常好用的工具，但是它却不适合用在使用时间过长的深层理疗中。肌腱炎甚至更糟糕的拇指关节炎是习惯使用拇指进行深层理疗的按摩师们最常遭受的伤病。有些经验丰富的按摩师，拇指上的伤病会隐藏很多年后才被发现，而一旦表现出来就是不可挽回的了。我知道一些非常出色的按摩师，因为拇指疼痛需要放弃自己钟爱的职业。

去找一张拇指结构的解剖图，看一下拇指与掌骨的连接形态，你就会发现其有多么危险。下图中，演示了不正确的拇指用法。放弃你的习惯吧，你能从中得到巨大的好处。这样不仅自己的病痛会减轻，对你的顾客来说也是福音，因为你有机会为他们解决更多的问题。

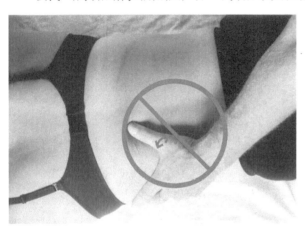

图2-1

图2-1　不合适的拇指用法
如果你让自己的手腕处于自然状态，注意拇指上的剪切力，这样使力会使关节软骨磨损面造成关节炎。另外，肌腱炎也会在拇指不停弯曲的过程中形成。

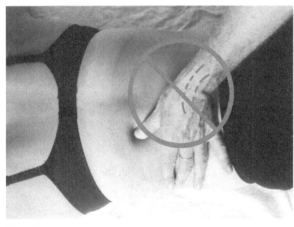

图2-2

图2-2　在用拇指按摩时腕部受到挤压
在这张图中，拇指所受的力量看似为腕部传递至前臂，不会像前面的示例那样让拇指承受剪切力，然而手腕不可避免地会受到挤压，也容易因此受伤。

正确地使用手指

在深层理疗工作中，理疗师的手指需要接受一定时间的训练才能变得足够强壮。但是只要不是双关节，理疗师一般都能将自己的手指训练到理想的强度，并成为在深层理疗中最敏感的工具。手指一直要保持一定的弯曲，而且尽可能在人体柔软的地方使用。手腕要保持自然的状态，不要刻意地屈伸，抑或内翻或者外翻。一旦手指出现麻木、抖动以及疲劳的现象，请马上用其他工具来代替手指。

如果你的手不够强壮，可以通过双手重叠使用来加强力量。

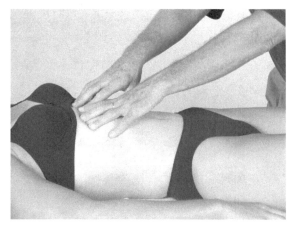

图2-3 恰当的手指用法
注意图中双腕都是处于自然的位置，没有屈伸或者内翻、外翻。手指放松，稍稍弯曲，将力以一定的倾斜角度传递到身体上，你能看到肌肉呈拉伸状态，而不是向内挤压或者因为润滑剂过多导致在皮肤上滑动。

图2-3

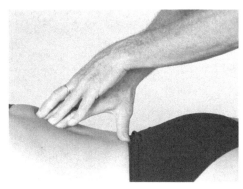

图2-4

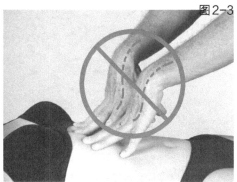

图2-5

图2-4 双手重叠以加强手指的力道
将一只手覆盖在另一只手上，在减少用力的同时增加按摩的深度。

图2-5 不恰当的手指用法
注意图中的双腕是弯曲的，手指被过分地拉扯，非常紧张。

用指关节代替拇指

拇指在类似轻抚法的按摩中是非常重要和万能的选择。但是，过度使用使之受到伤病的困扰，可能会让你的职业生涯终止。为了能够保护你的拇指，在深层按摩中，指关节是最有效的替代者。很多时候，它们会比拇指让顾客的感觉更好，而且能够节省你的体力，允许你做更多的按摩。下面的几张图中，显示了辅手总是可以被考虑用来帮助达成目标的。在第一个案例中，左手将顾客的手分开；在第二个案例中，它将足部拉伸至足底弯曲状态；而在第三个案例中，它将足部稳定住以便用右手进行按摩。

在用指关节按摩时，腕关节与掌骨和指骨之间的所有关节都应该伸直。如果任意一个关节塌陷，你都会损失大多数的力量，而且容易让手受伤。由于手指的长度不一，一般只会使用一两根手指的指关节，而不用所有四根手指。在需要调节角度时，不要转动手腕，而要转动肩膀。

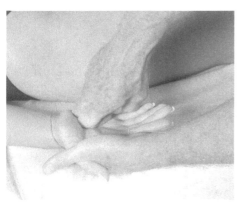 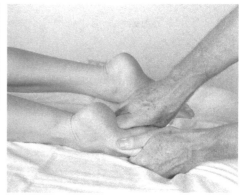

图2-6   图2-7

图2-6 用指关节代替拇指
如果理疗师只在手部或足部按摩时使用指关节代替拇指的话，拇指的使用就能被减少三分之一甚至一半。

图2-7 指关节对足面的用法
理疗师可以在用右手指关节为足底进行按摩的同时，用左手拉伸踝部紧张的肌肉组织，使其向足底方向弯曲。

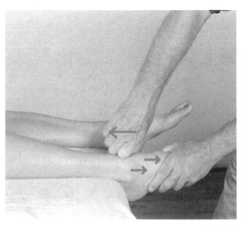 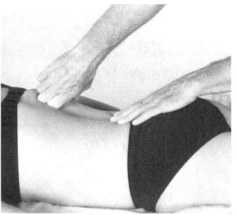

图2-8 图2-9

图2-8 指关节——踝部韧带

在左手握住足部的时候，注意腕部和指关节的稳定性。

图2-9 指关节——恰当的臂部旋转

在脊神经沟这样的地方使用长距离手法时，很多学生会发现指关节是最容易使用的工具。可以将整个手臂都内旋，拇指向下，手掌外翻。

图2-10 指关节——不恰当的臂部旋转

注意本图中，拇指上翘，手臂外翻，这样就使手指和腕部关节处于塌陷状态。

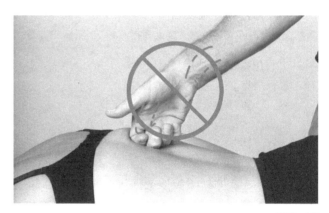

图2-10

范例：用手指和指关节按摩枕骨、前额和太阳穴

很多人对面部肌肉和头部肌肉的紧张都感到非常不解。对这一类区域的敏感或紧张处进行非常缓慢的按摩，可以缓解头痛，放松面部肌肉。更具体的技术将在后面的章节中展示，不过现在就开始这样的练习，会让后面的内容更加简单、

易懂。

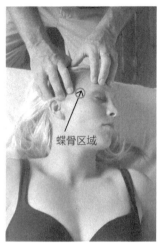 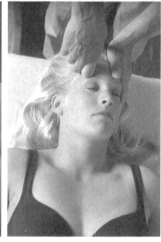 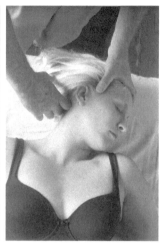

图2-11　　　　　　　　　图2-12　　　　　　　　　图2-13

图2-11　颅部按摩
警惕：永远不要在太阳穴上的蝶骨区域进行按摩。

图2-12　指关节对前额的按摩
用指关节比较软的地方对前额或面部的其他地方进行按摩，会让顾客感觉非常好。

图2-13　指关节对乳突的按摩
转动头部让乳突和枕骨脊容易被按触到。

拳的用法

拳其实是指四根手指在掌骨和指骨之间的指关节。手指不是将拳头攥紧，而是松开。此外拇指也应该是放松的，不要握住其他手指。拳的用法在各种身体表面的按摩中都非常实用，尤其是肉比较厚的地方。在大多数案例中，肘部在用拳时需要伸直，或者抵住你的骨盆，这对顾客骨盆部位的按摩非常有用。将按摩台调至较低的高度或者爬在台子上，让你能够用自身的重力向下施加压力。除此之外，拳还能以倾斜的角度，对手臂、腿、后背、手、足等各部位进行有效按摩。

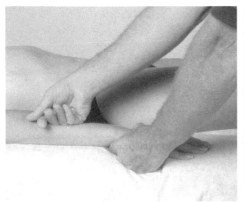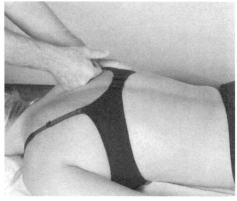

图2-14a　　　　　　　　　　　图2-14b

图2-14a和b　恰当的拳的用法

最重要的是确定手腕一定要处于自
然的位置，不要屈或伸，或者内翻
或外翻。很多学生一开始对拳的使
用会觉得很奇怪，但是当自己将手
掌转至类似握手的位置时，就会感
觉非常舒服了。

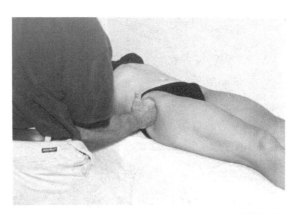

图2-15　用肘部抵住你的骨盆

在这个案例中，肘部抵住了自己的
髋部，让力量从理疗师的身体重量
而不是从肌肉中释放出来。

图2-15

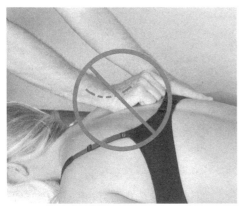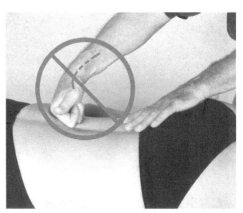

图2-16a　　　　　　　　　　　图2-16b

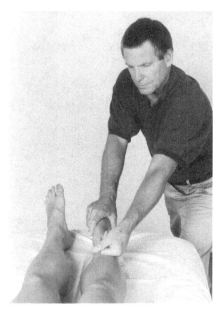

图2-17

图2-16a和b　不恰当的拳的用法

最常见的错误是用拳时手掌冲下，这样会让手腕关节在弯曲时承受很大的压力；同时这个姿势如果手指握得过紧，会让拇指也受力，腕部被挤压，甚至整个手臂都会感到十分紧张。

图2-17　拳与人体姿势

在用拳做长距离的按摩时，应该与按摩处保持足够的距离，让你的手臂得以伸直。力量应该直接或者倾斜地从你的脚传递至手臂，或者使你的身体处于需要按摩处的正上方，这样可以让你的重力自然施加到按摩中。当心，不要过度使用肩带肌肉的力量。

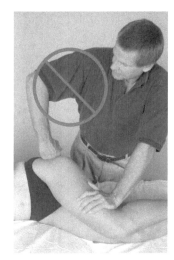

图2-18

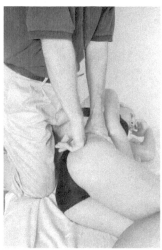

图2-19

图2-18　不恰当的身体姿势（拳）

注意图中理疗师右肩和右上臂的紧张状态，按摩台太高了。

图2-19　恰当的身体姿势（拳）

为了正确地使用自身的重力，跪在按摩台上进行理疗可以缓解理疗师自身不自然的紧张状态。注意，在这里手掌是朝向理疗师身体的。

使用前臂

在你需要比肘大一点的按摩面或者手腕酸胀时，前臂是非常有用的工具。前臂可以在因为按摩台过高而不能伸直肘部，用手操作时使用。根据不同的理疗部位，你可以使用前臂比较软的一面，也可以将其向外翻而使用尺骨所在较硬的一面。记住按摩时要用靠近肘的地方使力，并且放松手腕。当需要倾斜用力时，不要忘记用你的双脚而不是用肩作为力的来源。总之，前臂对颈部以下地方的按摩都非常有帮助。

图2-20　恰当的前臂用法

力量从靠近肘部的地方发出，而不是从靠近腕的部位。肘部大致呈90度弯曲，这样可以让肱二头肌和肱三头肌放松，也不会有力量在传递的过程中被损失。另外，手部和腕部也都是放松的。

图2-21　不恰当的前臂用法

注意，前臂与身体接触的点靠近手腕，使前臂不得不支持肘部的稳定。手部握紧拳头显示紧张的感觉，在这样的感觉下想消除顾客的紧张感是非常困难的。

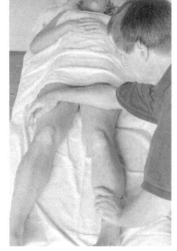 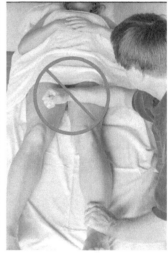

图2-20　　　　　　图2-21

图2-22　前臂在按摩股四头肌时的用法

前臂可以从近端和远端两个方向进行理疗，确保用力时保持一定的角度，不要对骨骼垂直用力。前臂对宽面的部位进行理疗以缓解深层肌肉的压力非常有效，但是不能精准地针对肌肉群的某一部分进行按摩。一定要用缓慢的速率工作，不要挤压髋骨。大多数使用前臂的理疗都需要顺着肌肉走行方向进行，因为对横向按摩法的掌控不够好。

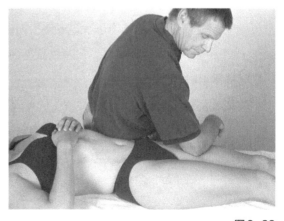

图2-22

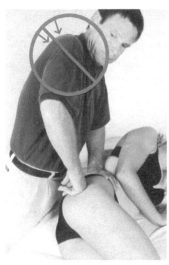

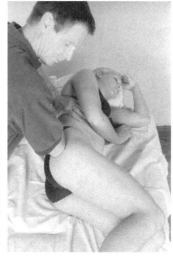

图2-23

图2-24

图2-23　不恰当的身体姿势

注意，理疗师的躯干在使用拳时十分不自然。可以用爬上台子的方法，也可以按照图2-24所示的方法使用前臂。

图2-24　用更换工具代替更换你的位置

如果你发现自己对一些特别的按摩手法无法正确使用，那么使用其他部位或借助工具可能要比更换位置

简单一些。爬上按摩台是比较麻烦的，而如果用肘或者前臂代替拳的使用，依然能够很好地解决问题，让身体重量自然地施加在人体上，而不是使用肌肉发力。

肘的使用

由于手臂的着力面比较宽，使其在一些特定的需求中无法将力集中在某一点进行针对性强的深层按摩。在这个时候，肘部往往是对小区域按摩的很好的工具。虽然很多理疗师对于这个工具的使用比较踌躇，但其实肘部的技术在所有这些工具中是最容易学习的。肘部不会出现手指、指关节、拳这些工具的不稳定性，而且可以胜任颈部以下几乎所有以往需要使用拇指的部位。在按摩时，前臂须向内弯曲90度，并且手应当放松。虽然向身外推的时候是比较简单的，有时却也需要在一些时候使用向内拉动的手法。

尝试找到最适合你的手臂的位置。一些理疗师发现让肱骨向内旋效果会比较好，而还有一些人更倾向于让肱骨向外旋的方法。将肘部放在另一只手的拇指和其他四指之间能够增强按摩的稳定性，还能够防止其从按摩区域滑落。

◎ 警告：用肘部向鹰嘴突末端用力时，尺神经会暴露在肘部上，有可能在压到它时造成麻木感。

图2-25 肘部对脊椎的详细用法

肘在对背部的理疗中，是非常好的工具。它可以完全代替拇指进行一些对精准度要求很高的按摩，比如脊椎上的竖脊肌。肘还能以不同的角度用在大块背部肌肉上，如背阔肌、斜方肌等。注意图中理疗师是如何将自身的重量用在按摩上的。肘部几乎可以在所有的按摩中都用更小的力量完成，但它却又是强力的工具，所以在针对一些易受伤的部位使用时要小心。

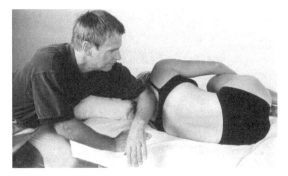

图2-25

图2-26 用肘部放松肩胛

外旋肱骨后外展手臂，会帮助松解顾客的肩胛骨。

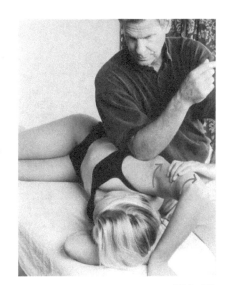

基本策略

将肌肉摆至拉伸位置

很多其他的策略会在后面的章节中更加详细地阐述。现在介绍的这些例子，是为了演示将身体摆至拉伸位置按摩肌肉的方法。当然，你也可以自己发明更有趣的姿势。

图2-26

图2-27 拉伸肱三头肌

将顾客的手臂举至头顶上方，这时肱三头肌会被拉长，使按摩后的肌肉在更长的状态下放松。你的前臂、拳等工具，可以用在手臂的按摩中。弯曲顾客的肘部，能够增强对肱三头肌的拉伸。

警惕：如果顾客曾有过肩部脱白或者肩部活动受限，不要使用这个姿势。如果肩部活动只是稍有不便，可以用枕头支撑手臂。

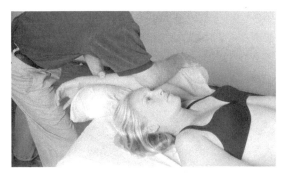

图2-27

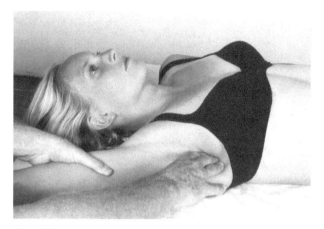

图2-28　拉伸圆肌——仰卧
当顾客仰卧时，将其双臂拉
伸至头顶，能够打开肩胛骨，
以便对肩胛下肌和圆肌群进
行按摩。

图2-28

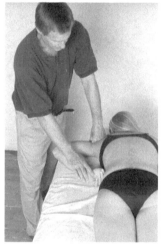

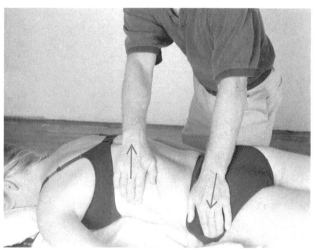

图2-29　　　　　　图2-30

图2-29　手臂内侧旋转——俯卧

将手臂放至不同的位置能够对不同的肌肉起到拉伸作用。使肱骨外展并让手心向上，整只手
臂处于内旋状态，这时能够拉伸小圆肌。而将手臂外展，能够同时拉伸大圆肌和小圆肌。

图2-30　颈椎旋转拉伸——俯卧

在用一只手将骨盆向一个方向旋转的同时，用另一只手或前臂将其向另一方向旋转。这个特
定的拉伸会在后面详细介绍。重点是要大胆地将身体旋转，解放脊椎，拉伸肌肉。
禁忌：不要对患有背痛病症的顾客使用这种旋转。

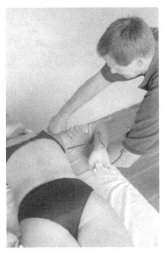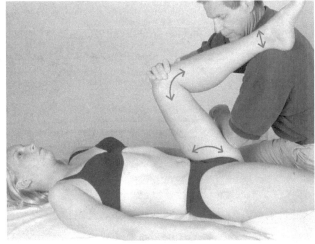

图2-31　　　　　　　图2-32

图2-31　手臂内旋——俯卧

这个姿势与图2-29相像，是对大圆肌、小圆肌与其他肩袖肌肉进行按摩。除了将你的手臂置于前臂下方紧抓肱骨的方法，大多数不同的方法都是可行的。你可以转移肩关节，外展或者内收手臂，也可以将肱骨内外旋转，来对不同的肌肉进行拉长和拉伸。

图2-32　腘绳肌按摩——仰卧

整条腘绳肌在这个姿势下都能够被按摩到。膝关节与髋部弯曲的程度决定了对腘绳肌拉伸的角度，而这个角度是由左手决定的。将膝关节向里推以增加髋部弯曲的程度，可拉伸腘绳肌在骨盆连接附近的部分，提肩可让膝关节伸直以便拉伸肌肉的远端。

侧卧姿的使用

　　理疗师通常会觉得时间紧迫而不愿意让顾客用侧卧姿进行按摩。但是对于一些仰卧或俯卧都没有办法接触到的区域，使用侧卧姿是非常好的方法。而且，顾客几乎总会对这种姿势感到享受。这对于那些有下背部疼痛症状的病人极其有效，因为你可以在侧卧姿时找到骨盆最自然的位置来缓解疼痛。这些技术会在后面的章节中详细讲解，现在介绍几个基本的技巧以帮助你开始练习。

　　◎ 侧卧姿对于按摩理疗工作来说是一个重要的组成部分。这里有必要用几句话来告诉你为什么要用一些时间来提高这一姿势所需的技术。我有无数的学生在学习了这些后，都让他们的理疗工作变得十分成功。其中有一人曾告诉我，他遇见的一个病人之前请了很多理疗师来寻找解决问题的办法，但是当这名学生让其使用侧卧姿后，病人马上就觉得疼痛消失了，而且再也没有找过其他的理疗师，转而接受这名学生每周两次90分钟的理疗。这名学生也因为这个侧卧姿的方法，每年能多赚7000美元。

在我执教深层软组织按摩法的这些年中，我的每个学生都对侧卧姿的按摩感到效果明显且十分有趣。他们怀着狂热的心情离开课堂，准备用新学的技术大展身手。然而当下次上课时，只有几个学生表示他们使用了这些技术。用不了很长时间，很多人都会回归对其原有技术的喜爱。因为大多数课程对侧卧姿的技术只是稍微提及，只有孕妇理疗时才可能用到这个姿势。我们像学习下象棋一样学习按摩，一次只有一步，从俯卧姿势开始，到了一半的时候逐渐开始采用仰卧姿势，或者二者相反。很多课程过度强调了按摩的单一作用，而忽略了将其他理疗的目标综合起来评价。很多理疗师对理疗有着错误的基本概念，有时会觉得让已经放松的病人换至侧卧姿会打断其放松的进程。而你不知道你的病人有多么希望使用新的姿势，而且更换姿势可以让他们更快速地放松下来。

我们经常因为自己未验证的想法和固有的习惯而限制自己在生活中的思维和想象力。如果你发现你特别想去尝试自己刚学会的技能，就需要一段时间静下心来检验自己的反抗情绪。你是否对在学习刚刚熟练掌握的技术的过程中感到不舒服？你是否将理疗按摩当作一项枯燥无味的重复性工作？你是否过分地期待将新技术或不同的姿势试用在顾客身上？你是否在某一区域浪费了太多时间，导致没有时间去尝试不同的姿势或者让顾客对紧张区域保持良好的注意力？你是否能够轻易地告诉顾客，更长时间的理疗按摩可以为他们带来更大的好处（同时为你带来更多的收入）？使用侧卧姿能够改变你对理疗按摩的认识，试试吧！

侧卧姿按摩内收肌

内收肌一般是人体最少被理疗到的肌肉。其原因有一部分是很难在仰卧时找到舒适、安全的腿部摆放姿势。让顾客侧卧能够减轻他们腹股沟部位受到牵扯的感觉，而且可以有不同的选择让髋部和膝部伸展或收缩。使用手指、指关节、拳和前臂在这里都是可以的。

图2-33　侧卧内收肌按摩

注意另一条腿是向前弯曲并用枕头支撑的，以便最少地让腰椎感到旋转的压力。其目标是拉长内收肌或者更好地区分腿内侧不同的部分。

侧卧姿的其他用法

图2-34　侧卧"窗户刷"

你可以将你的手固定在按摩台上，像雨刷器一样摆动你的前臂来对顾客背部进行大面积的按摩。你的手与顾客身体的距离将决定按摩面积的大小。注意，手腕要保持最小限度的弯曲以减小压力。

图2-35　侧卧髋部按摩

这是最能够放松整个骨盆侧位、旋肌、腰方肌的方法。大腿的姿势可以有很多种。让膝盖向前，可以拉伸肌肉后面的部分。前面的肌肉部分比如阔筋膜张肌，可以在腿向下或者向后时被拉长。如果需要，对大腿提供支撑，将腿尽可能向下伸展以打开腰方肌区域。具体的技术会在后面的章节中讲解。

◎ 警惕：对于浮肋和肾脏部位的按摩要温和；不要在沿着大腿一直到大腿外旋肌群的坐骨神经上垂直用力。

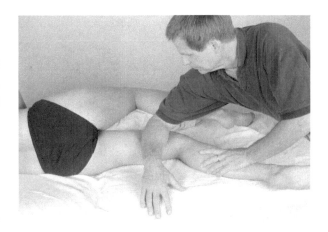

图2-33

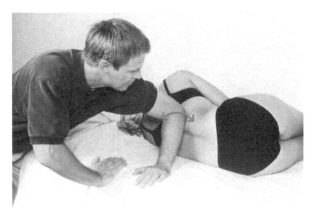

图2-34

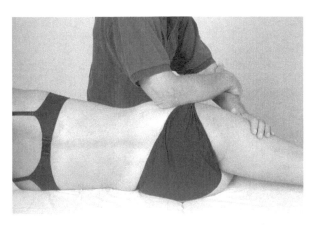

图2-35

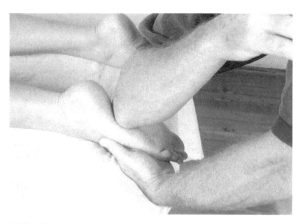

图2-36

全面地应用各种备用姿势

图2-36 肘部对足底的按摩
这是另一种对拇指的替代方法，注意左手要支撑住足部。

图2-37 仰卧小腿按摩
注意，理疗师可以用肩顶住足底来背屈脚踝。这个方法可以让小腿肌肉在被按摩时处于拉伸状态。

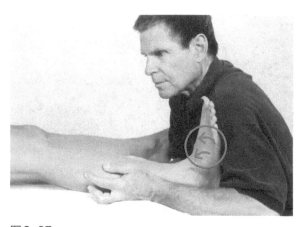

图2-37

　　大腿内侧的肌肉部分在按摩中总是会被忽略，但是对这个地方的理疗可以很好地缓解不同的病症，包括下背部疼痛和膝关节疼痛。主要的问题是如何让你的顾客摆好姿势，以便对这部分区域进行按摩。另外，要确保所有用在股骨上的力都应该保持倾斜的角度。总体来说，要向远离髋臼的方向按摩，以便为髋关节减压。关于这部分的具体内容会在后面的章节中介绍。

图2-38 俯卧内收肌按摩
当没有机会使用侧卧姿的时候，这个方法可以很简单地结合在时间较短的按摩中。

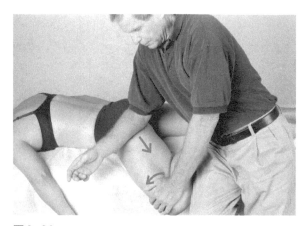

图2-38

图2-39 仰卧内收肌按摩

这是另一个用来放松髂胫束的方法，此方法可以
运用到无法使用侧卧姿的按摩中。但是向远离髋
关节的方向按摩会对背部造成旋转的压力，因此
建议在这里向髋关节使用向下的力，即使这样不
会为髋关节减压。

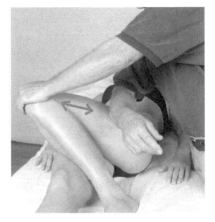

图2-39

图2-40 侧卧内收肌按摩

在三种姿势中，这一种是最通
用的。它能够对髋关节和膝关
节自由地进行伸展或弯曲，让
不同的肌肉处于拉伸状态来增
加关节的活动度。

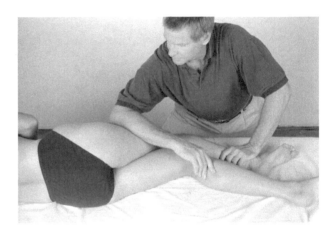

图2-40

第三章

具体策略

◎ 现在你已经对深层软组织按摩法的主要工具和技术有了一定的了解，在下面这一章中会将第一章的理论和第二章使用指关节、拳、前臂和肘的技术组合起来，探讨对具体部位的理疗方案。请自由地将这些建议与你自身的情况相结合，建立自己的按摩风格。你可能会发现一些比演示图中更适合你的手法，比如用肘替换指关节等。你也可能觉得对拳的使用比对肘更加顺手而有信心。总之，要保持创造性和趣味性进行学习和工作。

对足部和小腿部分的理疗

结构性很强的足部按摩，会给你的足部理疗带来明显的效果，让你拥有不同于很多普通的、只能够暂时缓解疼痛的足部疗法。在诊治的过程中，你会学到

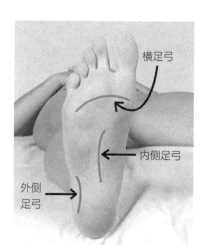

横足弓

内侧足弓

外侧
足弓

图3-1

通过给予双脚更好的平衡，从而将自由重新还给僵硬的关节，使紧张感从身体中去掉。

高弓足与扁平足

图3-1　足弓

你会不会在图3-2和图3-3演示的情况下使用完全一样的方法？注意足部的结构是如何在行走时影响双腿和骨盆的。

图3-2　高弓足

高内侧足弓会将人体的重量提拉到足外侧，从而增加腿和股部外侧的压力。用按摩建立内侧足弓的弹性，让足面可以较为平均地踏在地面上，从而让腿部所承受的体重更加平衡。

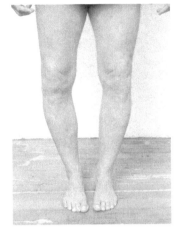

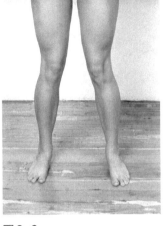

图3-3　扁平足

对于足弓较低的结构，矫正起来更加困难，因

图3-2　　　　　　　　图3-3

为这种情况主要会造成内侧足弓过高的活动性，进而对骨骼和韧带造成伤害。拉伸内侧足弓的肌肉可以缓解这种过高的活动性，但是增加外侧足弓的活动性能在一定程度上缓解内侧足弓的压力。外侧足弓的自由度增加之后，它能够吸收一部分体重对脚内侧带来的压力。注意站立姿势和走路时，腿中与膝关节之间的部位有多么紧张。

　　在两个案例中，对脚部结构的理解能够为你缓解病人的痛苦提供非常重要的线索。举例来说，对于足弓高的人，你不需要对腿部的肌肉组织进行触诊，而应注意其

腓骨肌、髂胫束和股外侧肌肉的紧张感；对于扁平足和膝外翻的病人应该对内收肌进行理疗。

图3-4　足部屈肌与伸肌解剖图

注意足部运动时肌肉的情况，针对每一块肌肉的按摩的重要性要比笼统的按摩方法更好。

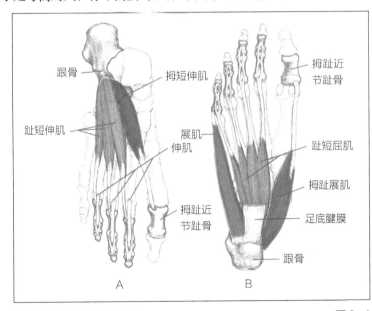

图3-4

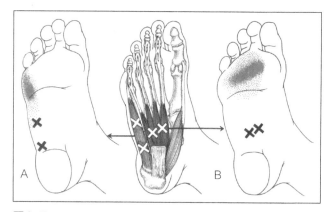

图3-5

图3-5　足部屈肌与触发点
解剖图能够清楚地解释足部
肌肉和肉质覆盖。注意标记
的部位是足部容易感到疼痛
的点。

图3-6　小腿肌肉层解剖图
注意小腿的肌肉层以及对足部屈肌和伸肌的区分，而且要记住主要神经和血管的位置。这些
结构的深度能帮助它们避免受到损伤，让深层理疗可以比较安全地进行。

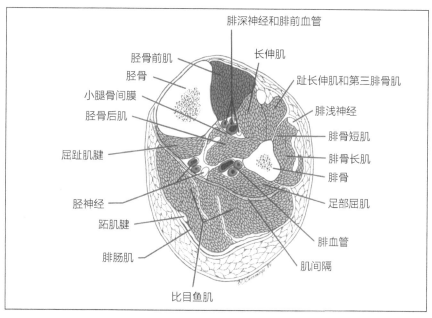

图3-6

足底脚表面

在对足底脚表面进行按摩的时候，你需要明确地知道你的目标是什么。你是

想拉长内侧足弓，还是想加宽或增加足横弓的弯度，以让跖骨间的移动更加流畅，

抑或活动跟骨？不比瑞典按摩
法对足部的理疗效果差，结构
性强的按摩能够顺利增强足部
的能力和灵活性，让你的顾客
感到满意。

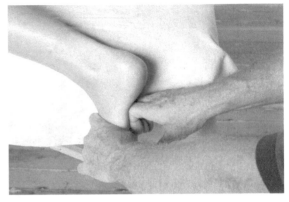

图3-7

图3-7　拉动腿使踝部屈伸

在按摩时，用你的另一只手对足部
进行倒转、内翻、外翻、背屈、跖
屈等各种动作，以增强足部的灵活
性。用枕头支撑足部，移动腿将足
部悬挂于按摩台之外，或者让顾客
从按摩台上下滑一些，使足部悬挂
在床边，以便你能够治疗足部和脚
踝部位，拉伸组织和活动关节。

图3-8　肘部对外侧足弓的按摩

肘部对这里来说是非常好的工具。

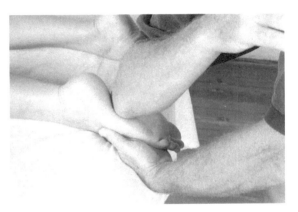

图3-8

图3-9　用手指活动跟骨

当顾客仰卧时，弯曲其膝关节使足
部平踩在台上。在这个示例中，跟
骨可以用下面的手向后活动。这个
技术被称作"耙雪"。它并不是在
肌肉组织表面滑动，而是将肌肉组
织与跟骨一起抓住向后推。你还可
以用手指将足部上面或下面拉宽，
或者向你自己拉动肌肉组织，以增
加足部的长度。要注意单一跖骨的
灵活性，按摩后会增加每根跖骨之
间的剪切方向的灵活性。

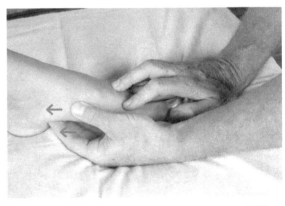

图3-9

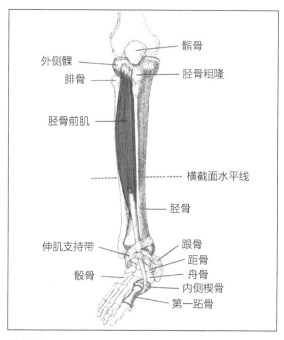

图3-10

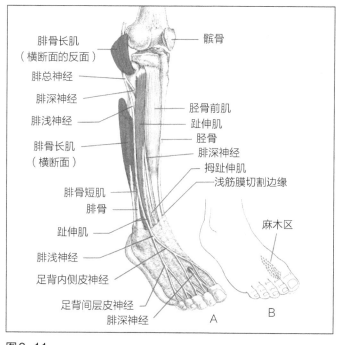

图3-11

图3-10　胫骨前肌解剖图

胫骨前肌除了可以让足部背屈外，还能够支撑内侧足弓。针对高弓足的顾客，拉伸、放松这部分肌肉可以对放松内侧足弓起到关键性的作用。注意踝关节支持带，看它是否阻碍了脚踝顺利弯曲，降低了肌肉收缩的效果。

起始端：胫骨外踝末端

末端：底部和中间楔骨及第一跖骨基底

作用：为了调整站姿时的平衡，对足部进行背屈和后旋。

图3-11　腓骨肌解剖图

足外翻有可能会导致腓骨肌缩短或纤维化。

起始端：腓骨与邻近的肌间隔膜

末端：第一跖骨与中间楔骨

作用：使足部外翻，帮助足底弯曲。

支持带

支持带（见图3-10，55页）是一个非常重要的结构，在理疗按摩中却很容易被忽视。关键是这个区域的压力能够使脚踝在背屈、跖屈时恰当地活动。

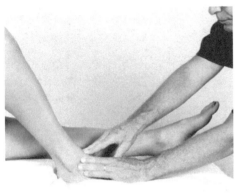 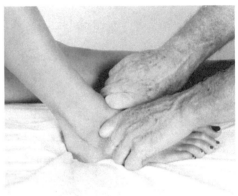

图3-12a　　　　　　　　　　　　　　图3-12b

图3-12a和b　支持带按摩

用手指、指关节、前臂甚至肘部对这个区域按摩都是有效的，可以让胫骨与距骨之间关节韧带等纤维软化。用你的另一只手对踝关节进行全范围活动。

小腿前区域

图3-13　指关节对胫骨内侧的按摩

对胫骨内侧的肌肉进行两个方向的理疗，被动地拉伸足部和其他僵硬组织。在进行拉伸时，使用拳、前臂、指关节甚至肘部都是可以的。

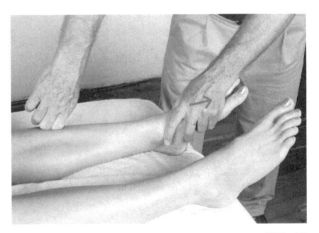

图3-13

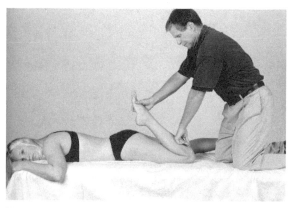

图3-14

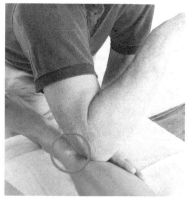

图3-15

图3-14　拳部对胫骨内侧的按摩（俯卧）

注意正确使用重力的方法，理疗师需要跪在按摩台上。这个姿势对膝关节局部的拉伸具有特别的效果。

图3-15　肘部对胫骨内侧的按摩

肘部可以很有效地用在对胫骨前肌的放松按摩上，注意要用另一只手稳定你的肘部。

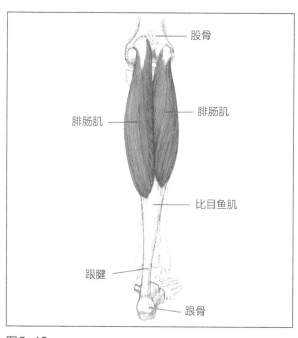

股骨

腓肠肌

腓肠肌

比目鱼肌

跟腱

跟骨

图3-16

图3-16　腓肠肌解剖图

注意腓肠肌的两端，不同的足部支撑类型会导致其完全不同角度的紧张。

起始端：后股骨

末端：跟骨

作用：协助足部跖屈

图3-17 比目鱼肌解剖图

因为比目鱼肌的位置在相对于腓肠肌很深的地方，有时需要让膝关节弯曲或背屈脚踝使腓肠肌放松下来，这样理疗师才能够接触到这部分更深层的肌肉。跖肌有时会是膝关节疼痛的根源。

起始端：胫骨与腓骨的后边

末端：跟骨

作用：协助足部跖屈——特别是在膝关节弯曲的时候

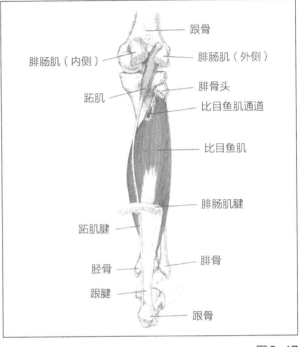

图3-17

小腿后侧区域

俯卧姿势

图3-18a和b 小腿拉伸位的按摩——俯卧

缓慢地逐步渗透到腿后各部分肌肉，然后"耙雪式"按摩肌肉让其软化、拉长。注意用左手操纵踝关节，或者用理疗师的膝盖顶住顾客的脚面，以对小腿肌肉起到拉伸作用。具体对跟腱的理疗会在后面的章节中介绍。

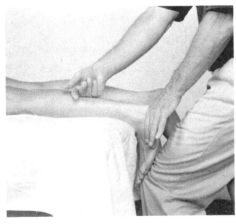

图3-18a

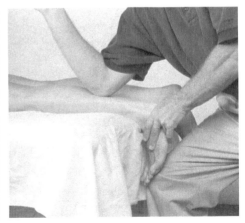

图3-18b

侧卧姿与俯卧姿

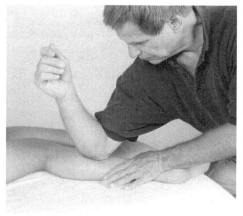 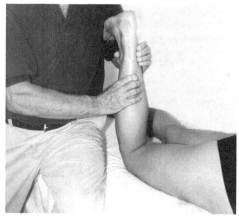

图3-19　　　　　　　　　　　　图3-20

图3-19　侧卧时的小腿按摩
这个方法能够很有效地将小腿肌肉群推离骨骼。按摩时可以对脚踝部位被动地施加一些压力，也可以让顾客自己主动地做一些屈伸的动作。

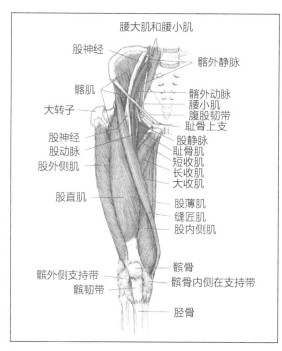

图3-21

图3-20　俯卧小腿拉伸肌肉按摩
你可以用你的腋窝来压住跖骨球从而使踝关节弯曲，这样可以让你拉伸小腿后部的肌肉。对于小腿三头肌特别紧张的情况，直接按摩小腿肚是无法很快就奏效的。在这个时候，有可能需要将足部背屈，以便你的手指得以按摩到更深的部位。在肌肉变软的时候，你可以再对这个区域进行拉伸，并将腓肠肌的两个端点分开。

图3-21　大腿前区与骨盆解剖图
注意股四头肌和内收肌之间的关系，尤其要对神经和动脉血管以及血液循环系统足够重视，它们都会向上延伸至腹股沟区域。

59

图3-22　内收肌解剖图

这里有必要意识到内收肌在股骨上不同角度的连接处，以便精准地进行横向按摩或纵向按摩以及将不同的肌肉部分准确地区分开来。

起始端：骨盆下部与耻骨

末端：股骨中部

作用：使腿内收

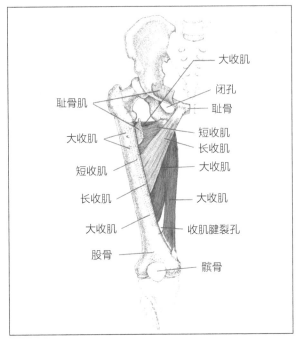

图3-22

图3-23　股四头肌解剖图

股直肌是唯一一块股四头肌与髋关节相交的肌肉，因此它对于髋部弯曲和膝关节伸展能起到主要作用。

起始端：股骨转子与前下脊柱髂骨

末端：胫骨结节

作用：膝关节伸展

　　　屈髋（仅需要股直肌）

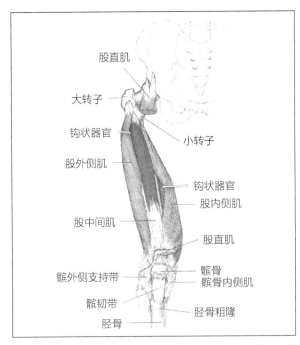

图3-23

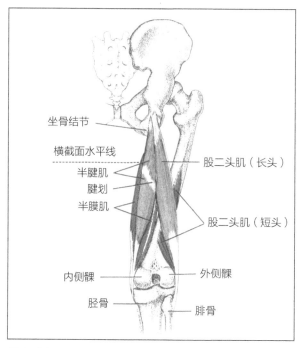

图3-24

图3-24　腘绳肌解剖图

三条腘绳肌都在两个关节处交叉，从而能够对髋部伸展和膝关节弯曲起到双重作用力。因为它们都附在膝关节内侧和外侧，任意一块肌肉单独出现紧张时，都会导致膝关节旋转困难。

起始端：坐骨结节和股骨体（股二头肌短头）

末端：胫骨中间（半膜肌和半腱肌）与腓骨肌（股四头肌）

作用：髋部伸展与膝部弯曲

大腿部按摩

侧卧姿按摩内收肌

紧张和僵硬的内收肌会让腿部从骨盆部位的摆动变得不自如，还会让整个腿部和膝部旋转困难。在侧卧姿下对腿内侧部位的理疗可以恢复腿部移动的自如，从而恢复髋部和膝部的弯曲与伸展。从骨盆往下大面积的拉伸手法在一开始是非常有效的。在内收肌被拉长之后，再对具体的肌肉部位根据旋转时不同的受力方式进行精准理疗。

图3-25　侧卧内收肌按摩（包括髋部与膝关节的位置）

将顾客身体摆置舒服的姿势，用一条枕头支撑在上边的腿下使背部最低程度地旋转。在用另一只手伸展

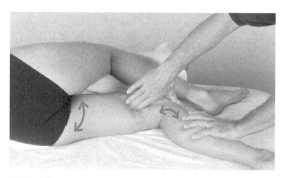

图3-25

膝关节的同时，用前臂拉伸肌肉组织。用手指确定不同的肌肉部位后，将它们分开。对内收肌肉群和股四头肌肌肉群进行区分非常重要，还要对内收肌肉群和腘绳肌进行区分。图中的箭头显示了膝部弯曲或者髋部弯曲和伸展时的各种变化。

大腿理疗的各种变化

图3-26 前臂股四头肌按摩

前臂可以用来在近侧和远侧进行按摩，确定使用倾斜的力量不要直接按压骨骼。这个技术对于深度紧张十分有效，但是对于具体肌肉的精准度不够。因此要确定缓慢的理疗，不要挤压髋骨。大多数前臂和肘部的按摩都要按照肌肉走行的方向进行，因为它们不像横向按摩按摩长条形肌肉的肌腹时那样容易控制。在这个案例中，

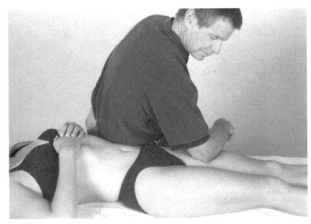

图3-26

理疗师向骨盆外侧方向进行理疗，以帮髋关节减压，并用另一只手内旋或者外旋腿部。

图3-27 仰卧腘绳肌按摩（髋部收紧姿势）

这个姿势对于腘绳肌的拉伸非常有优势，整块腘绳肌肌肉都可以按摩到，但是无法在俯卧姿使用。膝关节与髋部弯曲的程度是由你的左手和你肩部的高度决定的（需要提升高度时，可以起身）。尝试固定法和拉伸法理疗坐骨结节，并用指关节或肘部确定腘绳肌末端，然后弯曲髋关节。

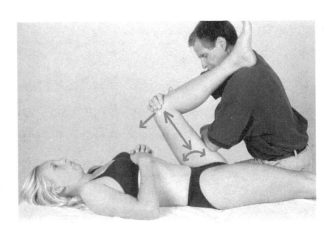

图3-27

图3-28 仰卧腘绳肌按摩（膝关节屈伸的各种姿势）

腘绳肌部位的紧张不只会出现在肌腹部位或者大腿部位。很多人的膝后部感到不适，也会对膝关节的伸展造成影响。用手指将腘绳肌或腓肠肌起始端分开，然后从后面拉伸膝关节。

理疗师可以通过提升自身的高度来增加或减少膝关节弯曲的程度（从而进行拉伸），或者向后仰帮助顾客的腿部进行伸展。

图3-29　坐骨结节/腘绳肌嵌入按摩（指关节）

用前臂、肘部、拳或者手指按摩腘绳肌的任何部位。对坐骨结节纤维起点的按摩总是会有效地让整个肌肉群放松下来，而且还能放松臀部肌肉。

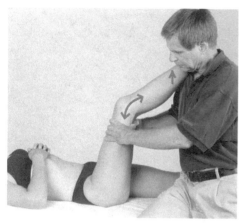

图3-28

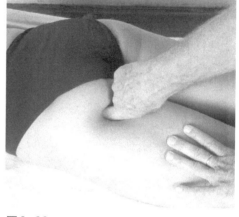

图3-29

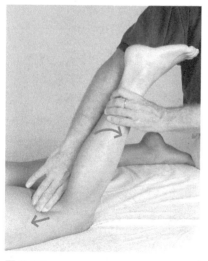

图3-30

图3-30　膝后部按摩

将膝部弯曲使膝关节后肌肉组织得到软化，让深层理疗变得更加容易。在这个区域进行拉伸可以尝试用一只手固定肌肉组织，这是一项极其有效的技巧。

腿部外展肌

大腿外侧的肌肉部分也需要在理疗时得到额外的注意。这个区域可以缓解不同种类的问题，包括下背部疼痛、膝部疼痛等。确定一定要以倾斜角度用力，而不要直接按压股骨。总体来说，按照远离髋臼的方向进行按摩，能够为髋关节减压。前臂在这里非常有用，但是对于缓慢拉伸的按摩，尤其是在肌肉较为敏感的时候，使用手指也是很好的。注意肌肉组织是否被向前或者向后拉住（会导致膝关节旋转困难），然后调整你的拉伸方向。

图3-31　俯卧外展肌/坐骨结节按摩

这个技术用在时间较短，没有机会进行侧卧理疗时的按摩中，是最简单的。这个姿势对于患有造成腰椎和骶骨部分旋转困难的下背部疼痛的顾客是不可以使用的，而且可能会给顾客带来损伤。在大腿内侧需要支撑的时候，可将一条枕头放至大腿下方。

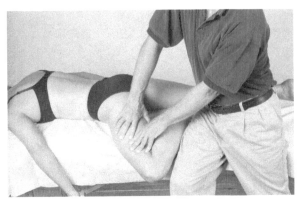

图3-31

图3-32　仰卧外展肌按摩

这时用另一个不常用的方法为坐骨结节放松，在没有时间进行侧卧姿按摩时，它会非常容易加入进来。这个姿势相对于俯卧姿而言，让顾客更有安全感。对于患有下背部疼痛的顾客，这个方法也能够将对腰椎的旋转力降到最低。但也由于需要较强的集中力，因而会增加理疗师在工作时的困难，从而给髋关节带来一定的压力。注意拳和前臂是如何对肌肉组织向相反方向进行拉伸的。

笔记：如果希望减小对背部旋转的压力，要将足部放至顾客另一条腿的内侧，而不是像图中与另一条腿交叉。

图3-33　侧卧外展肌按摩

三种姿势中，这一种是最常见的。它可以让膝关节向前或向后伸，增加了很多对髋部屈伸的可能。请确认倾向于用力按摩髋部上方的肌肉，例如阔筋膜张肌和臀肌。如果需要，用枕头来支撑大腿部。

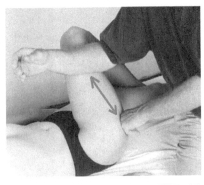

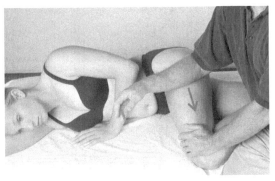

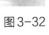

图3-32

图3-33

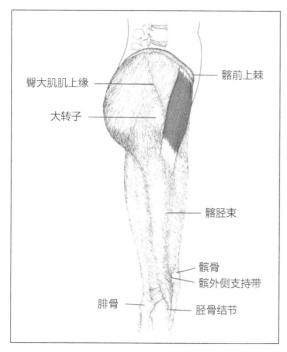

臀大肌肌上缘

髂前上棘

大转子

髂胫束

髌骨
髌外侧支持带

腓骨

胫骨结节

图3-34

阔筋膜张肌

图3-34 阔筋膜张肌解剖图

阔筋膜张肌对于缓解髂胫束和膝关节外侧的紧张是非常重要的。

起始端：髂前上棘

末端：髂胫束

作用：帮助腿部做屈曲、内收以及内旋等动作

图3-35a和b 阔筋膜张肌界线的定义

在这里用手指、指关节或肘部进行深层理疗，会比大面积的理疗方法更好。对阔筋膜张肌在髂骨上的肌腱部位进行按摩时，要注意肌肉是否向前或向后旋转。小心区分来自于股四头肌的前半部分肌肉和来自于臀肌的后半部分肌肉。

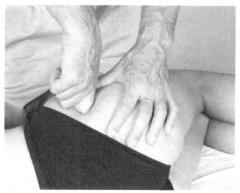

图3-35a

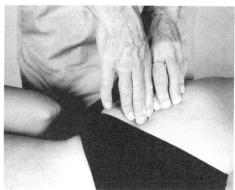

图3-35b

骨盆部位理疗

图3-36 外旋肌解剖图

注意坐骨神经的位置和臀中肌与臀小肌在髋部内收和横向移动时的作用。骶结节韧带以斜线

的方向，从坐骨结节到骶骨下方的臀大肌走行。

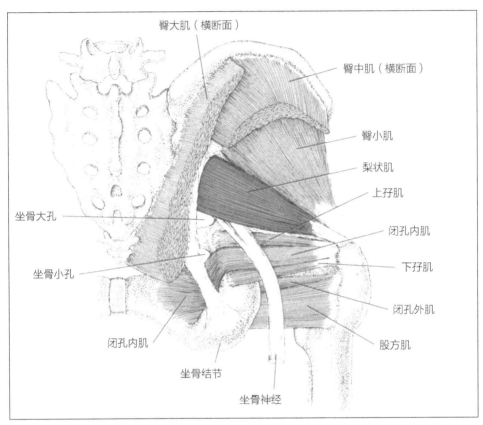

臀大肌（横断面）

臀中肌（横断面）

臀小肌

梨状肌

上孖肌

闭孔内肌

下孖肌

闭孔外肌

股方肌

坐骨大孔

坐骨小孔

闭孔内肌

坐骨结节

坐骨神经

图 3-36

臀大肌理疗

为了能够进入深层旋肌，放松和软化臀大肌是必要的，因为它覆盖在其他肌肉的上面。

图 3-37　臀大肌按摩

用横向按摩法理疗骶骨中间的边缘或者有意识地将肌肉组织向侧面摊开。用拳、前臂或肘部朝尾骨方向纵向进行按摩也很有效。

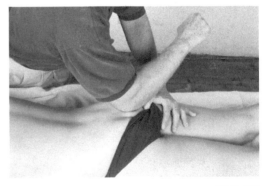

图 3-37

大腿外旋肌

外旋肌群对于感觉下背部紧张或坐骨神经痛的顾客非常重要。坐骨神经可能会被紧张的梨状肌冲击，理疗师需要像对臀大肌一样对外旋肌进行理疗。用面积较大的工具，比如拳和前臂会无法精准地接触到深层的肌肉。如果理疗师的手指力量够大，使用手指是触诊和集中力量最佳的方法。另外，肘部也会比较好用。通常需要使用稳定的力量，等待肌肉紧张的缓解。第五章会介绍更多对梨状肌的定位和理疗的方法。

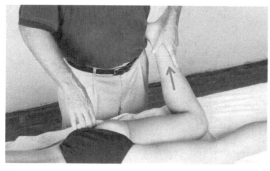

图3-38

图3-38 将外旋肌放至有拉伸效果的位置

放置股骨至可以拉伸到外旋肌的位置是非常有效的技巧。在这个例子中，注意膝部呈90度弯曲使膝关节稳定。向外转动小腿能够像杠杆一样让股骨内旋，从而让内旋肌处于拉伸状态。膝关节在保持弯曲的时候是稳定的，但是要时刻注意顾客有没有感到膝关节紧张。

◎ 不要直接对骨盆进行按压，而要永远保持倾斜角度的用力，从而防止对坐骨神经造成伤害。如果顾客患有膝关节或髋关节方面的问题，如演示图那样对腿部进行转动可能就不行了。

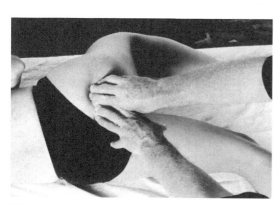

图3-39

图3-39 侧卧梨状肌按摩

在侧卧姿的时候，屈髋对梨状肌有拉伸作用，让你能够对其进行按摩。

骨盆其他部位的理疗选择

骶骨

对骶骨的按摩可以带来大量的好处，并且能让顾客快速地平静下来。骶骨上方表面大面积肌肉的紧张会破坏骶骨和髂骨之间的平衡，还会影响腰椎的机能。

图3-40　将骶骨上的组织推开

注意要使用倾斜的力量，不要垂直于按摩台用力。总体来说，肌肉组织会向中间凸起，所以用手指或指关节向侧面分开会比较有效，也会让顾客感到舒适。很重要的是：你应该避免在肌肉上滑动，或者使用太多的润滑油。如果你完全掌握了固定拉伸肌肉法的概念，这个方法就能达到最佳效果。要极其缓慢地进行按摩，有耐心地等待肌肉组织彻底软化，使之不再随着转动而摆动。

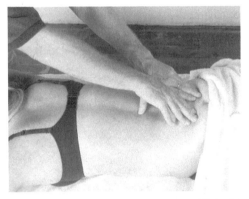

图3-40

尾椎

通常来说，理疗师不会在顾客没有要求的情况下对特定部位进行理疗。但是很多顾客都经历过尾椎的创伤，懂得如何理疗这一部位是非常有用的。尾椎可能会向前弯曲接近90度，或者向右或向左偏离一定的角度。注意触诊时有没有不正常的纤维化现象，以便告知顾客是否需要理疗。

图3-41　尾椎按摩

如同使用单子一样，用毛巾或浴巾遮盖住顾客的身体后进行理疗。如果你感觉到顾客尾椎有任何单侧的紧张感，则需要得到顾客的许可后再进行理疗。在尾椎的远侧进行理疗，要用指肚而不是用指甲触碰按摩的地方。温和地渗透进肌肉层里，一次按摩尾椎的一边。开始的时候，软化前边建议过的肌肉组织，待顾客告知疼痛缓解或者产生其他良好的感觉后，进而将尾椎轻柔地推回至正常的位置。在这样做的时

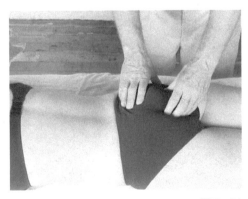

图3-41

侯，要时刻保持与顾客的交流，以随时了解顾客的情况。

骶结节韧带

每条骶结节韧带不同程度的张力（见图3-36）通常都会导致骶骨扭转困难的问题。这种问题很容易通过视觉来观察，是否有一侧被缩短，而骶骨的另一侧比正常看起来承受着更大的拉力。注意，整个扭转的力量可能会传递到整条脊柱上。这条韧带，用从坐骨结节开始向骶骨斜下方移动的方法会很容易找到。

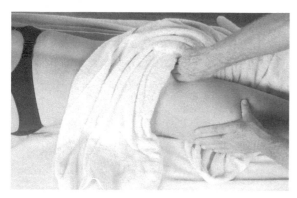

图3-42

图3-42 骶结节韧带按摩
用手指或者指关节纵向或者以横向按摩法对纤维进行按摩，可以有效地软化韧带。根据肌肉的厚度和脂肪组织的覆盖情况，用肘渗入深层肌肉，然后等待其"融化"也是非常好的方法。记住你的目的是要通过软化两条韧带让它们之间取得平衡，所以对两者的理疗尺度要一致。

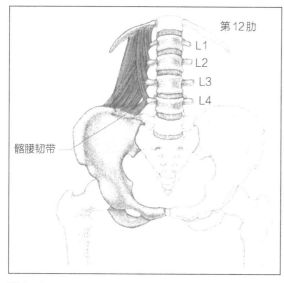

图3-43

骨盆与下背部理疗

图3-43 髂腰韧带解剖图
对于髂腰韧带的理疗可以有效地缓解下背部紧张和转动困难。因为腰筋膜与周围肌肉较厚，这里需要用手指或者指节而不是面积较宽的工具，以便能够增加足够的按摩深度。
起始端：第12肋中间
末端：髂后上嵴与髂腰韧带以及L4和L5之间的横突
作用：腰椎侧弯（单侧收缩）使腰椎后伸和稳定站姿（两侧收缩）

第12肋

L1
L2
L3
L4

髂腰韧带

腰方肌

图3-44　腰方肌解剖图

腰方肌实际上要比一般介绍更加复杂，它附着在肋部和十字交叉状的纤维上。对这里的理疗要耐心、准确地进行，才能使肌肉放松下来。

图3-45　腰方肌侧弯的效果

腰方肌分别在脊椎的两侧，会有完全不同的状态和长度。因此，有必要一开始就对比两边肌肉的紧张程度，然后决定平衡两侧要采用的办法。

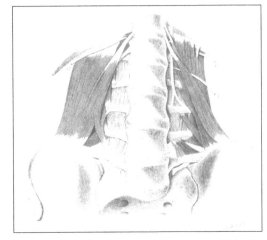

图3-44

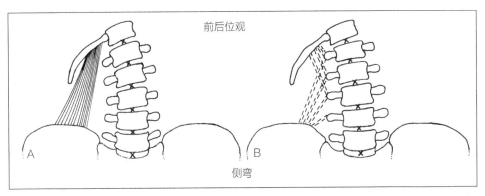

图3-45

　　腰方肌是极其重要的肌肉，却经常在普通按摩时被忽略。如果任意一侧出现紧张感，会让侧弯腰或者转腰等动作变得迟缓（注意相较于L4和L5横突的纤维，可能造成这部分单侧转动困难）。在俯卧姿势，除非使用很大的力量，否则腰方肌是很难被触摸到的。但是，大力又可能会影响骶骨和腰椎骨之间的平衡。因此，由侧卧姿势理疗腰方肌是最佳方案。这样能够让理疗师得以将顾客的双腿放置成特殊的姿势，从而让肌肉容易被接触到，并且从各种角度进行拉伸。

图3-46　用拳按摩腰方肌

为了打开这个区域，应让顾客侧卧并且将上边的腿向后伸展，同时向下使力。下边的腿应向前弯曲以保证身体的平衡和稳定，并且将脊柱承受的旋转压力减少到最小。对腰方肌在第

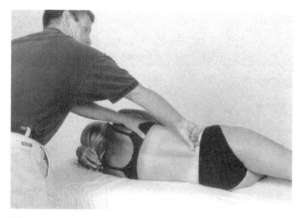

图3-46

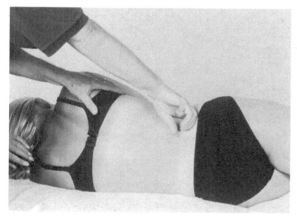

图3-47

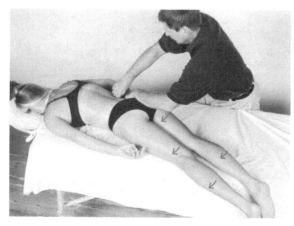

图3-48

12肋和髂嵴的末端进行理疗，对肌腹可以用纵向法或者横向按摩法进行按摩。如果发现两侧的紧张程度不一样，较短的一侧应当在最后做。髂嵴可以用面积较大的工具按摩，例如拳和前臂，但是在这个区域的上方使用手指可以达到最精确的效果，能够最低程度地连带到周围的其他肌肉。让顾客将其手臂伸展至头顶，将肋部延伸至一种打开的状态，来进行更好的拉伸。

图3-47　用指关节按摩腰方肌
用手指或指关节能够更精确和更深层次地进入腰方肌。

图3-48　俯卧姿势拉伸腰方肌
如果侧卧姿不适合特定的顾客，并且你希望拉伸这个区域，就将顾客的双足向按摩台远端移动。这样能够拉伸到腰方肌，并且打开这个区域以便进入深层肌肉。

◎ 警告：小心不要对肾脏区域过深地用力。除此之外，还要意识到浮肋部位不能承受很大的压力。如果这部分的肌肉太过于紧张，理疗师可能需要在非拉伸的状态下进行按摩。在有些情况下，需要多次理疗才能让肌肉放松下来，让顾客得以使用拉伸的姿势。

腹部按摩

图3-49　腰大肌与髂肌解剖图

注意腰大肌与髂肌是如何交会变成髂腰肌的。

起始端：T-12横突与骨节以及腰椎与椎间盘

末端：股骨小转子

作用：站立时帮助腰椎伸展，前蹲或髋部弯曲时协助腰椎弯曲

腰大肌与髂肌

　　这两块肌肉组合成为髂腰肌，但即使它们最终相交在股骨小转子上，也分别具有不同的作用。因为腰大肌主要起始于腰椎，它的紧张更多伴随着脊椎旋转问题（单侧紧张）以及腰椎弧度过大或前弯等问题（双侧紧张）。注意腰肌也与椎间盘相连，容易成为椎间盘突出的原因之一。因为髂肌与骶骨

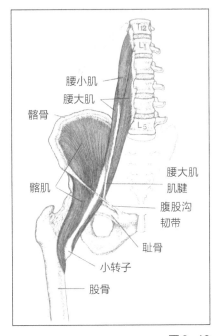

图3-49

中间相连，这部分肌肉的紧张更多地会造成骶骨部位的破坏性影响。两块肌肉都需要耐心、缓慢地理疗，所以无法在一小时时长的全身按摩中涉及。要将肌肉的解剖结构向顾客解释清楚，这样会帮助他们了解造成不适的真正原因，使他们更愿意配合治疗。

图3-50a和b　腰大肌按摩

顾客应该采用仰卧的姿势，并且双膝舒适地屈曲。这个姿势能够缩短和放松腰大肌，因此在你进行理疗时这个区域不会过分地紧张。用你的手指，尽可能轻柔地逐渐从肌肉表面渗透进去。从腹直肌侧面以倾斜的角度切入，是最容易按摩到腰肌的方法。手稍微倾斜，在脊柱椎体前方与耻骨之间的连线上方，但保持角度相近。

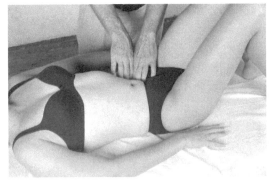

图3-50a

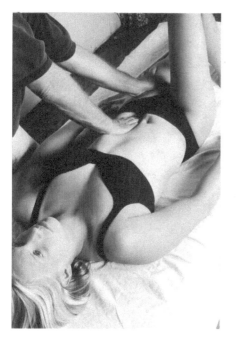

图3-50b

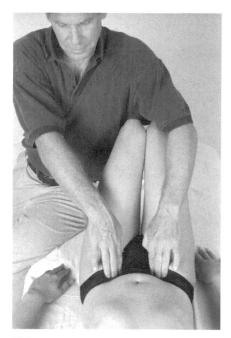

图3-51

在触诊确定更短或更紧的一侧后，从另一侧开始单独按摩。让顾客轻轻抬脚，以便你能够清晰地感觉到肌肉的状态。当顾客的脚抬起时，你能够知道肌肉是否是直的，而且是否能够正常地收缩，而不是只有髋部表面的肌肉在收紧。在骨盆上方靠近尾部的地方用纵向法按摩是最有效的。当你感觉到一些放松时，允许你的顾客将靠近你按摩位置的那条腿放下，以便拉伸肌肉。这时，继续你对髂腰肌的按摩。

◎ 警告：对于腰肌的理疗或者任何靠近腹股沟的区域，都需要在触诊绝对确定后再进行（查看禁忌一章）。恰当的技巧在没有专人指导的情况下是非常难做对的。如果你不知道这个区域的按摩方法，或者去上课，或者找一个有经验的老师进行指导。

图3-51 两侧腰大肌平衡

两侧腰大肌的紧张程度可能是非常不一致的，但是只有一侧紧张的时候，反而会造成更大的问题。这种情况会对骨盆和腰椎造成巨大的扭力，因为紧张的那块腰大肌会对骨盆和腰椎产生旋转和侧弯的力量。在你认为对单侧腰大肌的按摩已经达到效果之后，要对更紧张一侧的肌肉进行拉伸。这样会帮助两侧肌肉趋向平衡，从而增强骨盆的平衡。除了软化肌肉外，你的工作有一部分是要指导顾客能够分辨两侧腰大肌感觉上的不同，找到无法正常收缩的那一侧。

在这部分的理疗过程中，可以用毯子或毛巾遮盖顾客的身体。用你的手指在腹股沟上方一两英寸的位置，从两侧渗入深层肌肉，然后让顾客将骨盆卷起，就像是轻微的骨盆倾斜。如果一侧的腰大肌向上或者向侧面跳出，需要尽可能地让其处于正常位置。

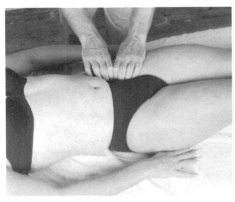 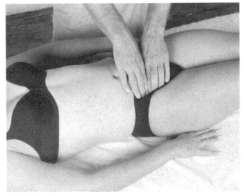

图3-52a　　　　　　　　　　　　　　　　图3-52b

图3-52a和b　髂肌按摩

髂肌还可能会影响到骨盆的转动。它们经常伴随着回肠在髂嵴位置被拉动过窄，这样就需要一个能够使这里更宽的姿势。因为髂肌与骶骨边缘相连，其紧张可能也会与骶骨扭力有关。

　　用手指柔软处，在骨盆内部两侧对这部分肌肉进行理疗，等待肌肉的软化。

◎ 警惕：骨盆区域的理疗对于孕妇，哪怕只是在怀孕初期都是禁忌。还有一些女性，在月经期内也非常敏感。这个区域表面的肌筋膜和肌肉纤维一般都是往一个方向生长，而且非常薄。当心不要将这些纤维分开，否则可能会导致疝气。对腹股沟附近的区域进行按摩时，要知道股动脉的位置，你会在动脉附近感受到脉搏。

呼吸系统的理疗

在对呼吸系统进行理疗的时候，事先了解顾客的呼吸方式是非常重要的，之后再确定理疗策略。尤其要注意顾客是否有吸气固定式呼吸或呼气固定式呼吸。

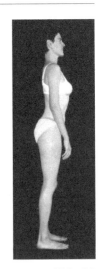

图3-53　吸气固定式呼吸

吸气固定式呼吸经常会导致胸部下缘肌肉紧张，或者从侧面看起来其前肋有上提的感觉，他们的胸腔是向前翘的。有吸气固定式呼吸的人需要接受自肋部和横膈膜向下的按摩，以矫正胸腔使其下降。另外，软化胸部下缘后部的肌肉也能够帮助胸腔恢复到正常位置。

图3-53

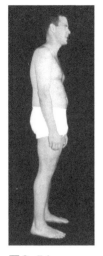

图3-54　呼气固定式呼吸
呼气固定式呼吸通常会需要从横膈膜以下的部位向上进行按摩，从而对腹部的腹直肌进行拉伸。

　　指导顾客使用腹式呼吸来替代胸式呼吸，对减缓肩部与斜角肌的压力会有极大的帮助。这两个地方通常因为胸式呼吸提拉肋部，而使用过度。但是，要确定你所传授的腹式呼吸方法没有被错误地理解。因为很多新学生，会过于强调新的呼吸方式而失去胸腔扩张的能力。腹式呼吸时不仅腹部会扩张，同时肋弓和肋

图3-54

部也一起需要扩张。

　　对横膈膜的理疗可以让顾客进行完整的呼吸。事先对于胸腔和腹部的肌肉进行准备性理疗，使整个区域放松并打开是非常重要的。注意，让顾客屈膝可以软化腹部的肌肉。按摩的节奏要慢，并与顾客保持对话，不要害怕暂时停止理疗让他们进行必要的自我调整，以便用几分钟让呼吸恢复正常。

　　注意去参加一个关于呼吸的研讨会，可增加你对正确呼吸方式的认知，并提高你的指导效果。

图3-55　提抓肋部
柔和地将下肋部提抓起来，以打开胸腔和横膈膜。这样可能会因为向下拉而妨碍呼吸，要注意应柔和地向上拉动。

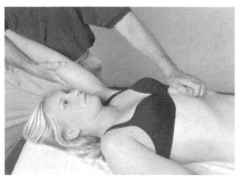

图3-55 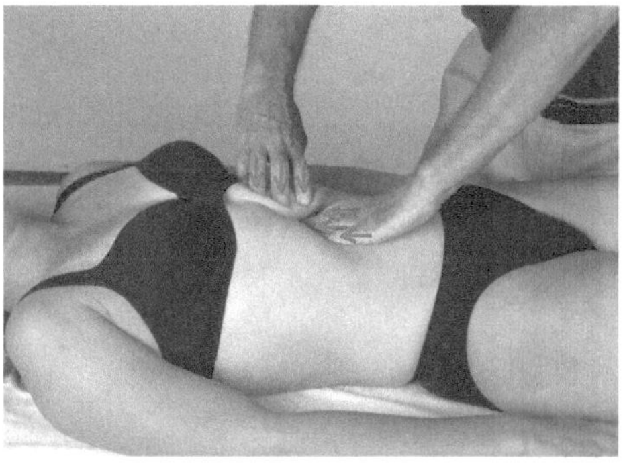　　　　　　　　　　　　　　　　图3-56

图3-56　放松横膈膜
胸腔周围的肌肉组织经常会出现紧张或者僵硬，这样会将肋骨向下拉而妨碍呼吸。将手指的

柔软处轻轻进入肋骨的下方，然后用另一只手配合向相同的方向轻推，会比较容易进入。不要强迫肌肉软化，这个需要大量的耐心，以及你和顾客之间的配合。

◎ 尤其要注意对顾客右侧肋部的按摩，因为肝脏就位于肋弓的下方。

很多人只能够在身体的前面对肋部进行拉动，因此无法感觉到肋部与脊椎之间的活动。要帮助顾客连接后背与前胸，从身体的中线用两只手，以一只顺时针另一只逆时针的方向将肋部打开。

指导顾客呼吸，对顾客来说是一份重要的礼物。让他们意识到呼吸至背部可以帮助你的手向后同时抓住，让顾客想象着每次呼吸时将你的手分开。

图3-57　从前到后平衡呼吸意识教学

让顾客感觉到身体前后的连接是非常有用的方法。顾客总会发现他们在了解了这种从前到后的呼吸方法后，对呼吸有了全新的认识。

方法1：让顾客在呼吸时，有意识地将胸腔向前和向后伸展，不过要特别注意软化后脊椎周围的肌肉。

方法2：用手温和地通过"松弛法"在图上的部位以圆圈的方向揉动，有时可以用和图中相反的方向进行按摩。（特别推荐去参加一些关于"松弛法"的研讨会）。

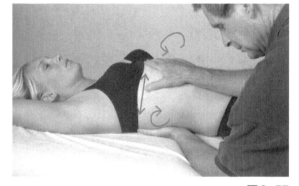

图3-57

中上背部的理疗

俯卧是按摩背部最常见的姿势。在这个姿势中，腰背筋膜和肌肉、背阔肌、竖脊肌、斜方肌上部与下部以及菱形肌都能够轻松地被接触到。使用前臂和肘部可以用较少的力气基本覆盖所有的区域，理疗师可以通过使用自身的重量来用力。如果按摩台过高，用拳和手可能需要更多肌肉的力量。如果用这样的工具，应当与顾客保持适当的距离，以便能够将手臂伸直，让腿部或更深处的力量传递上来。

俯卧的一个问题是所有肌肉都处于自然状态（除了让手臂举过头顶时，肩部会得到一些拉伸），所以很难被刻意地拉伸到。因为这个，采用侧卧姿就非常重要了。它不仅可以对背部的肌肉产生拉伸效果，还能够集中力量对脊椎骨各部分进行理疗。用枕头帮助顾客稳定身体，手臂和腿部有很多不同的放置方法都可以产生旋转和拉伸的效果。

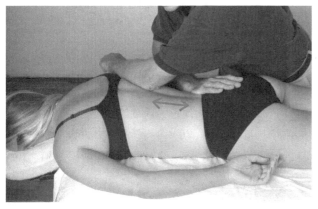

图3-58

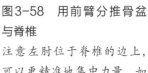

图3-58 用前臂分推骨盆与脊椎

注意左肘位于脊椎的边上，可以更精准地集中力量。如果用右臂来做这个手法，是不可能有同样精准度的。对脊椎对侧较远处的理疗会让理疗师过度地前倾身体，最终造成疲劳。

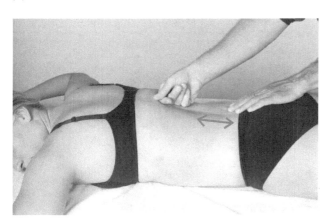

图3-59

图3-59 用拳分推骨盆与脊椎

本图与上图（见图3-58）中，右手都向相反方向牵引骨盆。

脊椎、肋部和椎旁肌

快速地查看一下椎旁肌的解剖图，其中展示了这些内在的小肌肉在控制脊椎微小的移动中，作用十分复杂。很多时候，这些小肌肉是导致背部伤痛的主要因素。但是很多新学生，只侧重于对那些紧张的大肌肉，却从未被指导过如何对脊椎和肋部的小肌肉进行理疗。然而，理疗师需要非常重视观察肌肉和软组织之外的脊椎骨骼部分的活动情况。让脊椎和肋部拥有足够的活动性，能够让周围处于痉挛的肌肉得到放松。想达到对脊椎和肋部的理疗，可以使用左右转动、前后按摩以及其他可以起到让单独的脊椎骨节而不是整个脊椎活动的作用。尝试让顾客的身体向不同的角度屈伸、旋转，也能够将脊椎从过于固定的状态下解放出来。将肋部想象成钢琴的键，应非常注意用垂直的压力让这些琴键放松，从而使它们自如地随着呼吸上下移动。看看你能否注意到活动不便或有限制的地方。

当为顾客理疗，做完外部大块肌肉的软化理疗，并能够进入更深的肌肉层时，如果对在椎骨和横突之间的脊神经沟做一些理疗会非常有效。从上至下逐一检查椎骨骨节，找出那些感觉活动不便的，轻柔地摇动椎骨骨节，对每一侧的横突施加压力，将每一段骨节向前滑动，然后检查脊椎附近肋部的活动性，这些地方通常需要单独进行集中、精准的理疗。有时甚至可能会发现个别肋骨而不是一个平面出现轻微旋转，这可能就是触摸到肋骨扭动的问题。轻柔缓慢地将其向扭动的另一方向活动肋骨，或者轻轻地挤压肋部或脊椎也能够让其得到缓解。脊柱、肋部必须通过横突进入，这样的理疗会对这一部分无论如何都无法软化的肌肉特别有效。

◎ 精准地活动脊椎骨节在本书中介绍可能会显得过于复杂，但是用这种方式治疗对按摩师很重要。如果你对这一部分知识特别感兴趣，可以去阅读另一部由"北大西洋图书"出版的优秀著作《脊椎处理让理疗变得简单》，作者是杰弗里·麦特兰德。

图3-60 椎旁肌解剖图
注意在脊柱棘突和横突之间或者脊神经沟处理疗的重要性。这些深层的短肌肉经常会造成背部的疼痛，甚至比表面的大块肌肉造成疼痛的情况更多。除了对大肌肉群进行平滑的手法外，还应注意不要忽略检查这些小肌肉是否有紧张的现象。

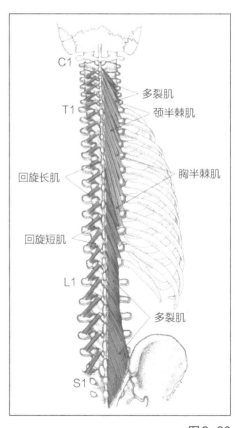

C1

多裂肌
颈半棘肌

T1

胸半棘肌

回旋长肌

回旋短肌

L1

多裂肌

S1

图3-60

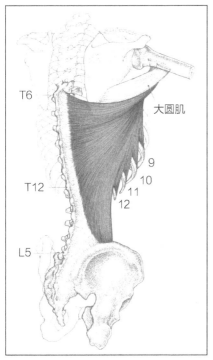

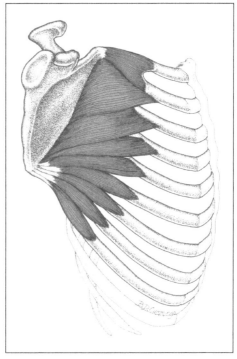

图3-61

图3-62

图3-61 背阔肌解剖图

背阔肌对于骶骨和骨盆以及腰椎、下胸椎和肋部都有着极大的影响。注意它会帮助肱骨内旋，使肩部随着内旋受到压力。

起始端：底部的六节胸椎、髂嵴、骶骨和下面四条肋骨

相交点：肱骨

作用：伸展手臂、内收或内旋手臂、压低手臂

图3-62 前锯肌解剖图

注意与肩胛骨内侧缘连接处的后面：紧张的前锯肌可能会伴随紧张、下压的肩胛骨，阻止肩胛骨内侧的活动。

侧卧技巧

背部伸展

图3-63 增强下背部伸展的能力

让顾客的双膝并拢，将足部向后拉动直到你感觉腰椎被向前拉动了。让顾客尽可能地以舒

适的姿势进行按摩，因为你拥有较大的
空间，可以将顾客的双足向后拉得更多。
关于这样伸展背部的更多原因我们将在
第六章进行详细介绍。

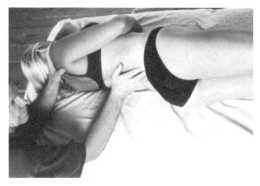

图3-63

背部弯曲

图3-64　增加下背部的前屈
让顾客的身体蜷成C形或者胎儿的姿势，
其背部的主要肌肉就能够在理疗时被拉
长。对很多人来说这样的姿势是很舒服的，即使他们有背部疼痛的问题。这个姿势可以很好
地帮助由于腰椎肌筋膜紧张而患有腰椎过度伸展（"背部过分下凹"）的顾客。教顾客学会自
然地让骨盆由背部下垂，而不要收紧腹肌。让顾客呼吸并且扩张肋部，以便你可以从此处用
力，或者让他们更大幅度地蜷缩自己的骨盆。

　　用前臂或肘部对于大面积的肌肉进行按摩是最有效的；而对于类似脊神经沟
和较小的椎旁肌用手指或指关节则更加有效。顺着脊椎骨一路缓慢向下直至尾骨，
对每一个紧张的部分都停下来进行反复的按摩。注意"雨刷器"（见图3-65）按摩
法可以很好地利用杠杆原理最大限度地减少肌肉力量的使用。理疗师应该注意让顾
客屈膝而不是腰部向前弯曲以保护其下背部，注意是腰椎正常地弯曲。

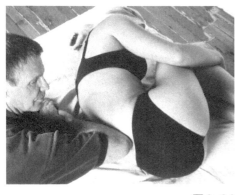
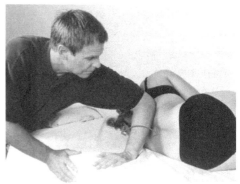

图3-64　　　　　　　　　　　　　　　　　　图3-65

图3-65　"雨刷器"按摩法
为了增强对背部大面积按摩的稳定性，你可以将手固定在按摩台上，同时前后摆动你的前
臂，就像汽车上的雨刷器一样。小心不要让你的手腕承受太大的压力，让腕部的弯曲程度尽
可能地小。你的手与顾客之间的距离，决定了按摩的宽度和力度。

脊椎旋转技术

这些技术对于增加脊椎旋转方面的灵活性有极大的帮助，但是需要根据顾客的承受能力来小心决定如何使用。注意，它们对于患有急性背痛的顾客是不适宜的。另外，应永远保持哪怕稍差一点也不要过度转动脊椎的心态来进行理疗。基本原则是让骨盆向一个方向转动的同时，将顾客的肩部向反方向转动，从而旋转脊椎。

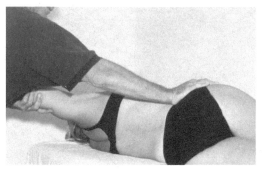

图3-66

图3-66 骨盆与肩部反向旋转以帮助脊椎活动性

在这个示例中，顾客左边的骨盆向前，同时将上边的腿前伸，而下边的腿后伸。肩部手臂向后拉，向相反方向转动。这个手法可以针对大面积肌肉，也可以用手指或指关节准确地针对特定的地方进行旋转，如图所示。

图3-67a和b 脊椎旋转活动椎骨

这两幅图演示了可以为脊椎创造更大旋转幅度的技巧。当你注意到某一部分比较僵硬时，就需要精准的力量使僵硬处逐渐活动开。用大面积、笼统的手法会让脊椎感觉到放松，但实际上需要活动开的部分依然处于僵硬状态。

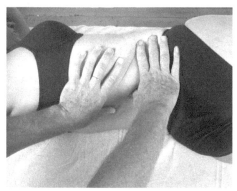

图3-67a

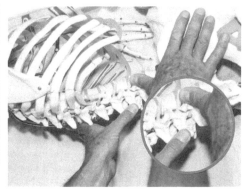

图3-67b

集中精力在脊椎骨的僵硬连接处，而不是只关注于肌肉的紧张。使用缓慢但是持续的压力，向下按压脊椎下部的横突。同时，对于临近的另一横突，向反方向拉动或者推动。

◎ 要想完全掌握这些原则，需要清楚地了解脊椎骨节之间是如何连接的。它们在哪一面、怎样相互连接？对于无法移动的地方进行按压是毫无效果的。用足够的时间仔细对骨架进行认知，注意颈椎、胸椎和腰椎表面之间的不同。花几分钟对每一组进行理解，完善概念，这样会让你对背部的理疗有全新的认识。

采用侧卧姿转动身体的方法能够帮助脊椎进行放松，但可能需要一分多钟的时间，或者更多耐心的压力，让脊椎部分的肌肉变软，进而恢复移动的能力。让你的顾客将呼吸沉至按摩的部位，然后体验这一部分在放松后的屈伸。

图3-68a和b　脊椎反向旋转

将骨盆和肩部向不同的方向转动，如前一示例，但是要交换两个轴部分的位置。在这个示例中，上面的腿被向后拉动，同时下边的腿向前弯曲膝关节，然后将上边的手臂前拉，从而转动肩部。为了增加拉伸的幅度，让顾客将左臂放至背后，使背部上半部分可以向相反方向转动。虽然图片中的姿势看起来有些奇怪，但其实是非常舒服的。另外，要去掉顾客颈部的枕头以减小对颈椎的压力。

两种体位应当不停地重复，以保证肌肉松弛度的平衡。

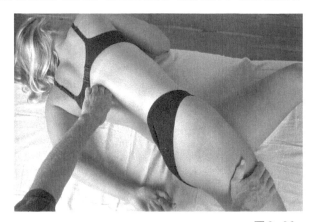

图3-68a

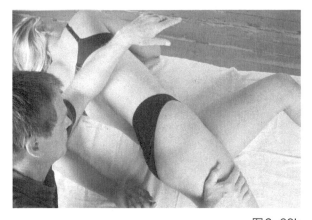

图3-68b

肩带与前胸的理疗

肩带是格外脆弱的，因为不同的肌肉在这里相互交错，而且每一部分肌肉都有些许不同的作用。虽然有一些例外，但总体上的按摩原则都可以使用在这一区域。在大部分情况下，这些肌肉在手臂内旋时都会出现在肩前表面，而外旋时则会出现在肩后表面。对于任何感到紧张的肌肉都可以向肩窝内拉动肱骨，通常可以减缓病痛。

很多疼痛的情况，都和防御性紧张的关节有关。柔和地运动，尤其是稍微牵引关节进行收缩，可以让防御性缩短的肌肉恢复。神经肌肉易化技术（Proprioceptive Neuromuscular Facilitation，PNF）在这里尤其有效，但是小心不要造成过度的拉伸，从而加重病情。神经肌肉易化技术对于缓解紧张和增加活动力都是极其有效的（见第五章中的示例），但是由于流程过于复杂，无法在本书中详细介绍。基础部分则较为简单，极力推荐有兴趣的读者可以去参加教授这门技术的研讨会或者课程。

胸上部紧张会将肩部前拉，让背上部的肌肉因为试图向回调整也感到紧张（见第六章，对于主要和次要肌肉缩短的讨论）。因此正确地关注对胸肌和胸部肌筋膜的理疗，可以在胸部打开空间；否则，对颈椎的很多理疗的效果都会遭到浪费。在按摩结束以后，顾客会重新感觉到背部肌肉的收缩，因为身体前面的紧张没有被消除。

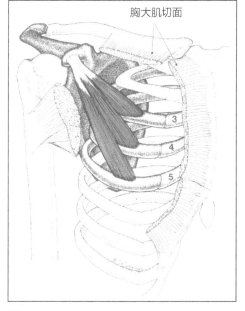

图3-69

图3-69 胸小肌解剖图
胸小肌连接于肩胛喙突，如果这部分肌肉缩短，就会将肩部前提。

图3-70 胸大肌解剖图（拉伸状）

在这张图片中，如果与下图比较，明确肱骨内收对于拉伸胸大肌的用处是非常重要的。

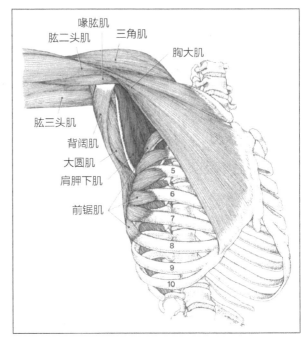

图3-70

图3-71 胸大肌解剖图

注意胸大肌的两个起始端，它们对于肱骨内收和手臂内旋起着不同的作用。

起始端：锁骨、胸骨和第6、7、8肋骨的肋软骨部分

末端：肱骨

作用：内收（和手臂胸前交叉的动作）、内旋肱骨

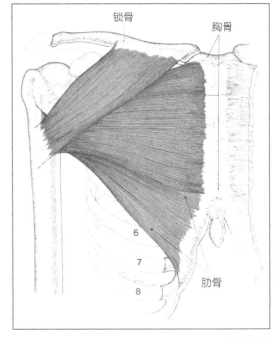

图3-71

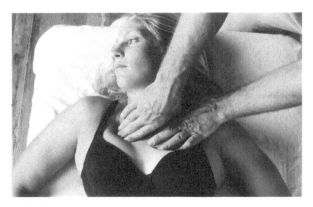

图3-72

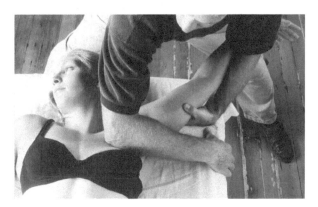

图3-73

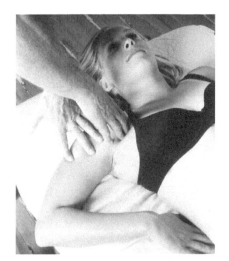

图3-74

前胸

除了对每一块肌肉进行针对性的按摩，大面积对筋膜的按摩和对肋部的活动也是非常有利的，尤其是对于不良情绪造成的紧张。

图3-72 浅层胸大肌与胸筋膜按摩

用手指柔软处进行理疗，而且要保持小于30度的倾斜角度。注意，考虑你想要缓解肌肉的方向。有些顾客的肋弓处会被下拉至下塌的状态，另一些顾客的肋弓则太高需要下降。

图3-73 拉伸胸大肌

用拳或前臂大面积地理疗胸大肌是非常有效的，尤其是理疗师移动顾客的手臂以加强拉伸效果。对这块肌肉的按摩，应着重于靠近锁骨的部分和与肱骨连接的末端。在肌肉开始软化的时候，将手臂抬至头顶上方较舒服处从而外旋肱骨。

图3-74 胸小肌按摩

这块肌肉十分敏感，必须通过胸大肌的按摩来间接进行，而且很难触诊。对与喙突连接的末端进行理疗是比较好的办法，同时将手部向上及向外拉让肱骨内旋。

图3-75　区别胸大肌与三角肌

除了揉捏的手法外，将胸肌或者前三角肌从周围的组织中，向上提拉可以将肌肉群的各个部分分开，从而让手臂的动作更加顺畅。

◎ 警惕：当对胸上部区域进行理疗时，应询问顾客是否有神经敏感的经历。这是因为胸廓出口可能会因为按摩受到限制和影响。而且对于肱二头肌肌腱与肩关节连接处的按摩要小心，太过激进的理疗会引发一定的炎症。

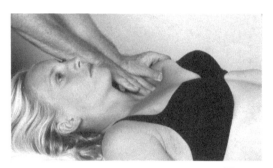

图3-75

图3-76　后肩肌肉解剖图

了解肩部肌肉复杂的编织方式，需要对每一块肌肉和在特定肩部运动的具体作用十分了解。

图3-77　冈上肌解剖图

放松这部分肌肉能够减缓肩关节的压力。

起始端：肩胛上窝

末端：肱骨大结节

作用：外展手臂和将肱骨头向关节窝前拉

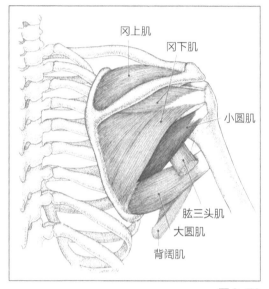

图3-76

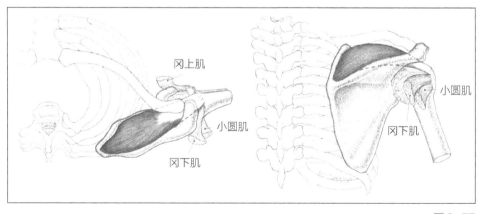

图3-77

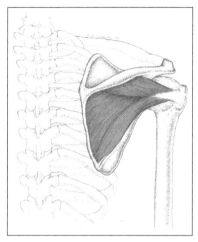
图3-78

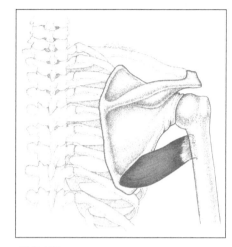
图3-79

图3-78　冈下肌解剖图

因为冈下肌下边的纤维对肱骨有一定角度的提拉，这块肌肉对于肱骨的压低有着重要的作用。让手臂抬起时，关节不会直接受到冲击。

起始端：肩胛下窝

末端：肱骨大结节后

作用：外旋手臂，手臂上抬是压低肱骨

图3-79　大圆肌解剖图

与小圆肌的作用相互区分，大圆肌主要是作为手臂的内旋肌。

起始端：肩胛骨背面侧缘

末端：与背阔肌在肱骨处交会

作用：协助手臂内旋和有限度地内收

　　大小圆肌不同的工作原理，让对其各自理疗的策略发生变化。对于肱骨内旋的情况，大圆肌需要被拉长；而对于肱骨外旋的情况，小圆肌是需要被理疗的地方。

　　大多数肩袖肌都容易形成过度使用的伤病，或者运动型外伤。除了各自在其他手臂动作中起到的特定作用外，在手臂做外抛动作时这些肌肉也都起到了重要的作用，因为它们要与大肌肉相互抵抗，从而使手臂得以高速、用力地前伸。即使你的顾客没有觉得这地方有疼痛感，软化和拉长肩袖肌也可以让顾客的动作更加协调、舒展，并能够预防许多伤病。

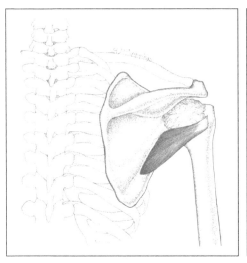 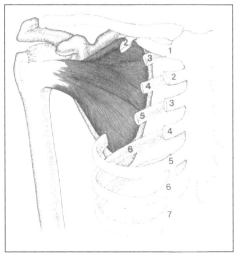

图3-80   图3-81

图3-80 小圆肌解剖图

小圆肌是手臂的外旋肌。

起始端：肩胛骨背面接近腋窝的边缘

末端：肱骨大结节后

作用：协助手臂的外旋和肱骨压低

图3-81 肩胛下肌解剖图

除了协助手臂内旋外，肩胛下肌对于肱骨压低和在手臂固定的情况下转动肩胛能起到作用。

起始端：肩胛骨内侧

末端：肱骨小结节

作用：协助手臂内旋和增强与三角肌对抗时肱骨在关节窝内的稳定性

肩袖

对于这一区域的基本按摩可以使用面积较大的按摩工具，例如拳或前臂。手指可以用于对单一肌肉部分的针对性按摩。通常这些肌肉会比较短，而且比较紧张，以致压迫肩关节。将手臂放至可以拉伸这一部分肌肉的位置，帮助其进行放松。

图3-82 通过操纵手臂按摩肩袖肌群

采用俯卧姿对右肩进行按摩，将肱骨用左手抓住。将你的前臂放置于顾客的前臂或腕部下方，以便你可以操纵顾客的手臂外旋或内旋。与此同时，内收或外展其手臂，用力造成关节分离或压缩。

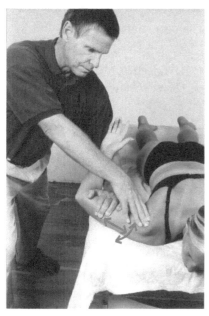 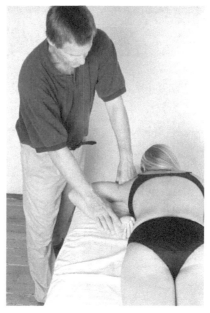

图3-82　　　　　　　　　　　图3-83

图3-83　手臂不动时按摩肩袖肌群（俯卧）

在顾客俯卧姿时，外展其肘部，以将肩部拉伸至内旋状态。其手臂的位置如图所示，你的双手可以解放出来对肩袖肌肉进行理疗。

肩胛骨

　　肩胛骨可以被看作是绝大多数胸上部和肩部肌肉的中枢，可以帮助它们发挥各自的作用。它可以上提、压低，向内侧或外侧移动，外展或内收以及旋转。有些人的肩胛肌十分僵硬，是因为四周都被约束着。了解每一部分肌肉对于动作的限制和影响，对理疗策略的确定是至关重要的。

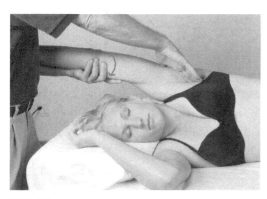

放松肩胛骨外侧缘

图3-84　侧卧手指按摩肩胛骨

对大圆肌、小圆肌、肩胛下肌和背阔肌准确地理疗，可以将肩胛骨从肋部解放

图3-84

出来。你的另一只手应注意保持拉伸，可以旋转肱骨、外展手臂。

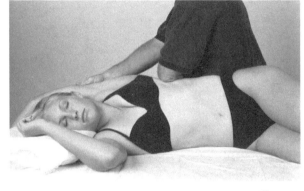

图3-85

图3-85　侧卧用前臂按摩肩胛骨与肋部

这个方法和前图相近，但是针对性没有那么强。用前臂或肘部大面积地用力，会对较难缓解的问题更加有效。集中对大面积的筋膜进行按摩，而不是任意一块特定的肌肉。这个方法对于患有"翼状肩胛"的顾客特别有效，这样的问题可能是由于肩胛骨外侧缘肌肉的紧张而造成的。

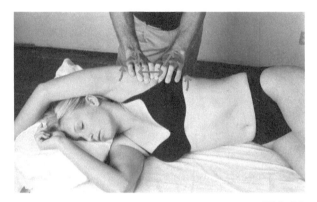

图3-86

图3-86　侧卧用手指旋转肩胛骨

抓住肩胛骨并旋转或拉伸，可以让顾客感觉很好并且增强肩胛骨的灵活性。

图3-87　侧卧用指关节按摩肩胛骨

使用指关节从肋部缓解肩胛骨是非常有效的。

图3-88　侧卧用肘按摩肩胛骨

肘部是保护手指和指关节的另一种有效工具。

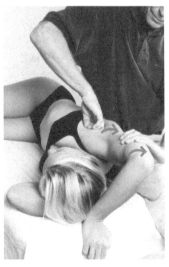
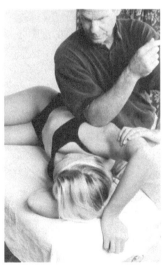

图3-87　　　　　　　　图3-88

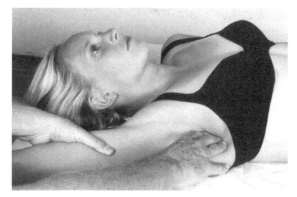

图3-89

图3-89 仰卧用手指按摩肩胛骨
让顾客侧卧进入肩胛骨侧缘内部是没有必要的。用手指或者指关节进行理疗并操纵其手臂，将身体侧面的肌肉摆至拉伸状态。如果这个地方过于紧张或敏感，可以适当将手臂放低，让肌肉组织软化，让这个区域更容易进入。

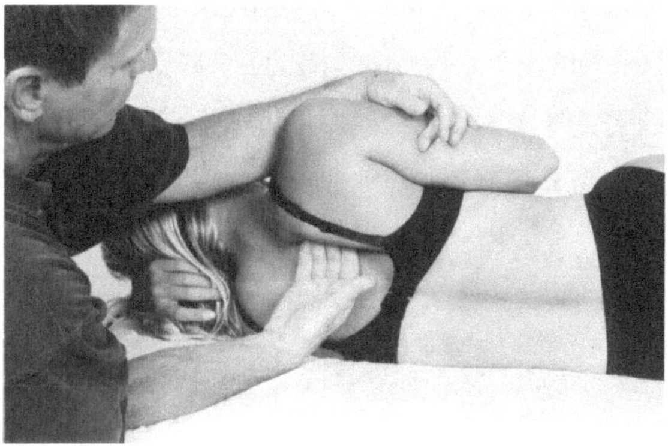

放松肩胛骨内侧缘

图3-90 放松肩胛骨内侧的肌肉
将你的右臂及肘部放至按摩台上，同时用你的另一只手臂将肩部向后拉。这样能够打开肩胛骨内侧缘的空间，让你进入对肩胛下肌的按摩。

图3-90

图3-91 分离或旋转肩胛骨
手握肩胛骨，你就可以将其向身体外拉动，并操纵其做各种动作，例如提拉、旋转或分离。

手臂按摩

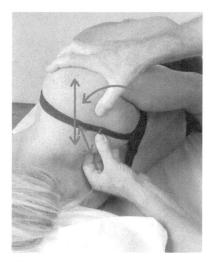

图3-91

◎ 在我现在所知道的基础上，如果必须向每个之前的顾客各发一份"召回书"的话，我希望让他们回来做一次手臂按摩。这并不奇怪，很多理疗师对手臂的关注度都不高，除非遇到患有运动性外伤或者过度劳损的病人，大多数顾客很少会受到手臂疼痛的困扰。虽然手臂通常并非疼痛的源头，但是它们与肩部和颈部完全相通，一直通往头部。你的顾客是否会出现肘部外翻，肱三头肌将其上臂向后拉扯，短缩的肱二头肌使肘部的角度过小？或者他们的手臂、肘部和手腕是否能够在走动时自如地摆动？他们的拇指或整个手掌在放松时是否都向后？我有非常多的顾客声称在接受我对手臂的按摩后，他们的肩部和颈部感觉完全放松了。有没有理疗师为你的手臂持续按摩55分钟以上，然后问你站起来以后肩部和颈部的感觉？

不要忘记对肱二头肌下部和肱三头肌都进行按摩，从而解放肘部关节。感觉一下肘部在肩部紧张时的状态，可以站起来动一下。注意紧张的感觉是如何在你的肩部和斜方肌之间窜动的。如果你的肘部很紧张，想要放松斜方肌是不可能的。在课堂中演示对明显肩部紧张的人进行单独一只手臂的按摩，然后让其站起来感觉双肩的不同。

以手指、关节、拳、前臂或肘部作为工具，在手臂这个部位都是可以的。注意在演示图中，理疗师的另一只手往往可以在按摩的同时对肌肉进行拉伸，例如让肘部、腕部屈伸，还可以让前臂旋前或旋后，这样就可以按摩到腕部的屈肌和伸肌。

图3-92　仰卧三角肌按摩

使顾客手臂外展至其头部，然后将肘部呈不同角度的弯曲，就能够拉伸肱三头肌。有些顾客不能够很舒适地让其手臂放松地伸至头顶，使用枕头支撑其手臂。不需要询问顾客是否患有肩部伤病，他们会在开始提起手臂时告诉你，或者能够感觉到防御性的机能紧张。如果顾客的肩部有过脱臼的经历，要确定其手臂内收在身侧，以避免外旋其肱骨，尤其是在手臂举起时。

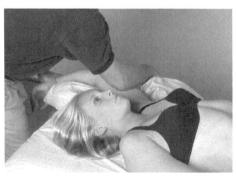 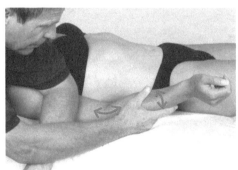

图3-92　　　　　　　　　　　　　　　　　　　　　　图3-93

图3-93　肱二头肌

对于短肱二头肌的按摩，可以在开始时将肘部屈曲来软化肌肉，从而更容易地进入。在你将

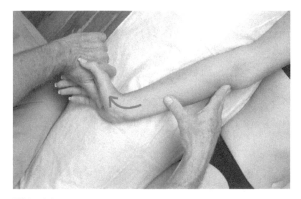

图3-94

肘部外伸直的时候，顺肌肉拉长的方向进行按摩。

图3-94　腕部屈肌

在腕部背伸时，由前臂内侧按摩，可以拉伸腕部的屈肌，从而得以准确地针对肌肉进行按摩。注意，用前臂和拳可以有效代替拇指。

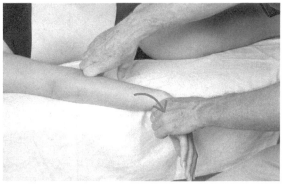

图3-95

图3-95　腕部伸肌

这些肌肉通常会比屈肌更加纤维化，针对每块肌肉准确地按摩会收到效果。腕部屈曲，会将伸肌放至拉伸状态。

手部按摩

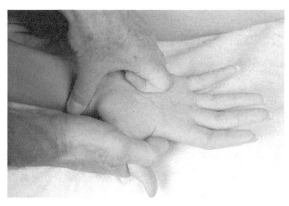

图3-96

图3-96　手

手指、指关节甚至肘部都可以对手部进行有效的按摩。要尝试杜绝用拇指进行深层理疗。手掌一般很难被拉伸到，用另一只手将其平摊并打开是非常有帮助的。

颈部按摩

◎ 在患有颈部疼痛的病人中，你见过多少会在其颈部处于中立位、眼睛平视的时候还会感觉疼痛的？这种症状是极为罕见的。除了一种被称作"斜颈"的特殊病症外，大多数顾客都是在转动头部和颈部到一定程度时感到疼痛的。因此，绝大多数颈部的理疗都应该在颈部处于中立位时进行。

主要问题集中在相邻颈椎面的接合部位。整骨疗法和脊椎按摩可以让错位的颈椎恢复正常。作为理疗师，虽然我们不能够直接矫正颈椎，但是我们可以非常有效地找到有问题的颈椎，然后对周围的肌肉进行软化，这些僵硬的肌肉是导致行动不便的主要因素。如果有一种方法能够保证起到作用，那么知道如何将颈部在不同位置恢复原状就是那个方法。对于颈椎理疗的认知，可以让你的理疗职业生涯得到提升，并且充满乐趣。

仔细观察接下来的几幅解剖图，它们演示了颈椎在不同动作下复杂的受力情况。另外，还演示了为什么对颈部和肩部肌肉进行笼统大面积的理疗通常不能缓解颈部疼痛的问题。微小的椎间肌肉通常才是导致颈部疼痛的元凶。

了解每一块控制颈部动作的椎间肌肉的名称以及颈部与头部接合部位的布局形态并不十分重要。更重要的是，如何穿过大肌肉群例如斜方肌和肩胛提肌，触诊和按摩到这些肌肉，让颈部恢复平衡。

按摩颈部的要点在于，开始集中于每一段颈椎和相邻者之间的关系。它们是如何转动、侧弯、前屈和后仰的？那些微小的肌肉是如何连接这些椎骨的？你如何能将颈部调回到中立位或无痛的位置，从而让你有效地进行理疗？这些技术和大多其他按摩技术一样，需要多年的时间去练习才能成熟，即需要在实践中慢慢获得。逐渐掌握这些早期技术，培养你触诊和按摩颈部的能力，可以成功对颈部进行治疗，并让其增加你在工作中的乐趣和成就。

图3-97 颈部主要肌肉解剖图

观察这些相互交错的颈部肌肉，它们的不同作用，使针对性强的按摩要远比大面积按摩更能够放松颈部。尝试确定颈部的哪一部分肌肉更紧张，前面或后面，或者哪一侧？

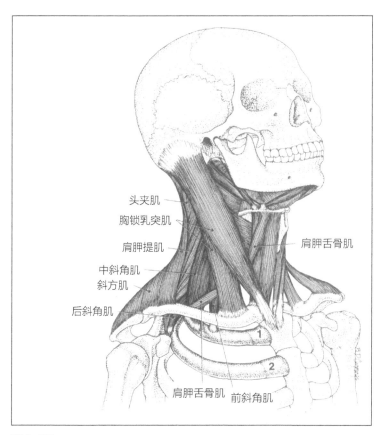

头夹肌
胸锁乳突肌
肩胛提肌
中斜角肌
斜方肌
后斜角肌
肩胛舌骨肌
肩胛舌骨肌　前斜角肌

图3-97

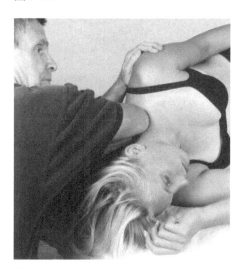

图3-98

图3-98　侧卧斜方肌按摩技巧

让大面积肌肉先放松下来，对于深层、微小肌肉的按摩是关键。让你的顾客处于侧卧姿态，可以轻松地触及斜方肌，并使其处于拉伸状态。可以被动地将顾客肩部压低，当然更好的选择是让你的顾客主动去够自己的脚。

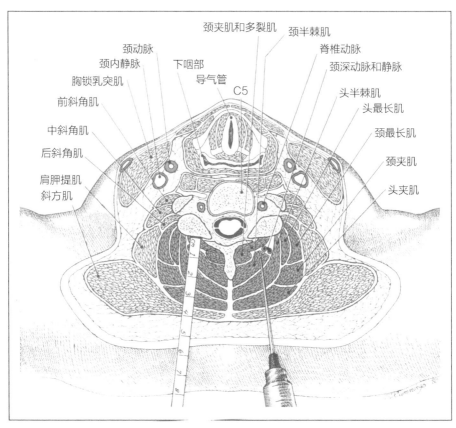

图3-99

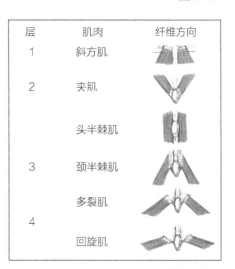

图3-100a

图3-99　颈部肌肉层解剖图

这里的肌肉在颈椎外可能达到六七层之多。所以将你的时间分配好，知道用多少时间来软化外层的肌肉，使控制颈椎动作的内层肌肉可以被触及。

图3-100a、b和c　深层颈部肌肉解剖图

如果顾客在转动头部的时候感觉颈部疼痛，通常是因为小肌肉从一块颈椎骨节斜向另一块运动，从而让颈椎转动。不需要记住每一块肌肉的名称，重要的是能够从表面的肌肉渗透进可以触碰到单一小肌肉的深度。

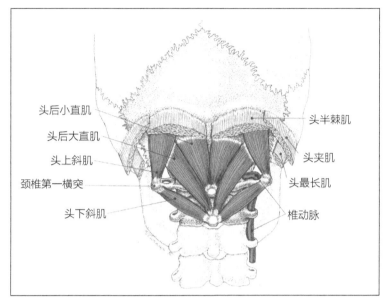

头后小直肌
头后大直肌
头上斜肌
颈椎第一横突
头下斜肌

头半棘肌
头夹肌
头最长肌
椎动脉

图3-100b

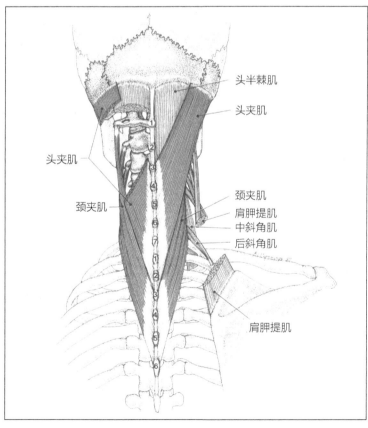

头半棘肌
头夹肌

头夹肌
颈夹肌

颈夹肌
肩胛提肌
中斜角肌
后斜角肌

肩胛提肌

图3-100c

第一肋与其对颈部理疗的重要性

　　有时颈部的问题实际上是胸椎与肋部行动不便造成的，第一肋在这里扮演了尤其重要的角色，它可能因为僵硬、转位、过度拉伸或压缩，从而将神经挤压至锁骨。好消息是，第一肋的问题恢复起来并不难。最好的学习方式是接受经验丰富人士的专门指导，让他对你的第一肋进行按摩，从而让你明白会是什么样的感觉。很多研讨课都会涉及颈部理疗的内容，并且会介绍活动肋部的方法。几乎所有的情况中，肋部的问题都会引发行动不便，而不是不稳定。当它们稍微有些转位或者偏离了正常的位置时，它们的接合部位就会变硬，难以活动。因为这样可以相对防止更大的移位，特定的肋骨会被"卡"住。

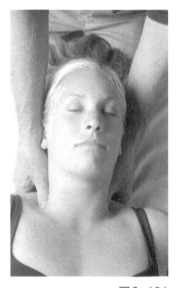

图3-101

图3-101　活动第一肋

用拇指由斜方肌前面直接触诊第一肋。注意是否有一条肋骨处于比其他高的位置，但最重要的是注意有没有一条肋骨比其他活动性更强的情况。根据感觉是否有凸起来确定是否有肋骨发生转位的情况，正常情况下应该是平的。尝试对肋骨本身持续施加压力，来平衡没有限制下的身体移动，等待肌肉组织软化，进而增强肋部的活动性。

图3-102　颈侧屈活动第一肋

在确定需要按摩的一侧之后，单独对其进行理疗。向需要按摩的一侧弯曲顾客的头部，然后用你的拇指柔和地对第一胸椎横突附近的肋骨端进行按压。一开始稳定的压力是必需的，但是如果你不能感觉到任何移动，就应稍微增加顾客头部侧弯的幅度，使用缓慢、有脉动的压力。不要尝试强迫肋部移动，用柔和、缓慢的方式调整颈部的位置，旋转、屈伸和侧弯。

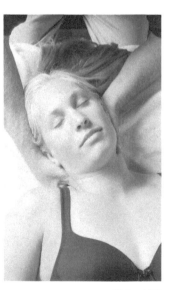

图3-102

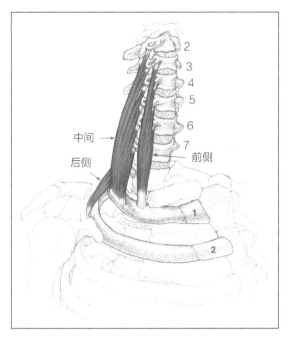

图3-103

颈前部按摩

图3-103　斜角肌解剖图

斜角肌对于颈部前后肌肉的平衡起着至关重要的作用。用胸腔呼吸的人们经常会过度使用这部分肌肉，以提拉肋部。在某些方面，这些肌肉可以和髂腰肌做一些比较。使用对腰肌相同的方法，向前提拉腰椎，使其在腿部固定的情况下形成更大的弧线，前面和中间的斜角肌可以将椎体向前拉伸，前提是肋部要在靠下的位置进行固定。同样的，如果颈部出现后部肌肉过度使用，斜角肌可能会向上拉伸肋部，同时挤压胸廓出口。

前斜角肌

作用：A.两侧——屈颈

　　　B.单侧——颈部侧弯

　　　C.如果颈部固定，帮助第一肋骨向上提拉

相交点：A.上端——颈椎C-3至C-6，前横突结节

　　　　B.下端——第一肋

中斜角肌

作用：与前斜角肌一样

相交点：A.上端——颈椎C-2至C-7，前横突结节

　　　　B.下端——第一肋

后斜角肌

作用：将颈部稳定在正中位置

相交点：A.上端——颈椎C-6至C-7，前横突结节

　　　　B.下端——第二肋深处，至肩胛提肌

图3-104　前斜角肌按摩

这些肌肉位于胸锁乳突肌锁骨端的后面。从锁骨开始按摩，将顾客的头部抬起，在找到胸骨

连接处后，将头部放下，然后开始按摩肌腹。在单侧按摩时，让顾客向另一侧转动并侧弯头部，帮助你确定相交点。拉伸皮肤，在锁骨下的第一肋上按摩。

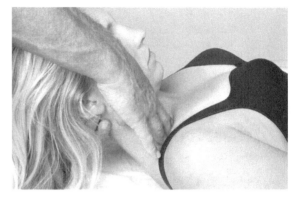

　　基本上要在单侧进行按摩，但是开始触诊时需要同时触摸两侧，以确定哪一边更加紧张。用一只手支撑头部，并根据需要弯曲、伸展或转动颈椎。向前弯曲颈部可以帮助进入锁骨的下方。

图3-104

一旦你确定了紧张的部位，向后伸展头部就能够拉伸肌肉。找到紧张的肌肉，并根据实际情况确定具体头部的动作来拉伸相应的肌肉。顺着前斜角肌向上到它们在颈椎横突的连接处。

◎ 警惕：因为临近胸廓出口，让你的顾客在感觉到向下至手臂有神经传导感的时候告诉你。而且要意识到动脉搏动，不要直接对动脉用力。

图3-105　中斜角肌按摩
和前斜角肌的按摩方法相似，或者以侧卧姿用上臂支撑下臂（见图3-106）进入锁骨和第一肋。从外侧缘进行按摩，直至胸锁乳突肌锁骨头。记住，要对脉搏和神经感保持警觉。注意，转动顾客的头部可以增强拉伸斜角肌的效果。

图3-106　手臂支撑的侧卧姿势
让你的顾客支撑自己上面的手臂，以便你可以用双

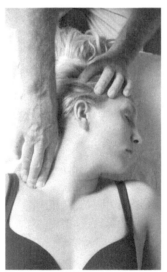
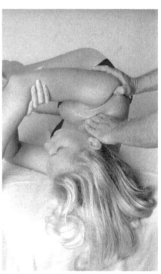

图3-105　　　　　图3-106

手进行按摩。这个姿势对提拉锁骨有积极的效果，将锁骨拉离第一肋可以让你对斜角肌在肋骨上的相交点进行按摩。

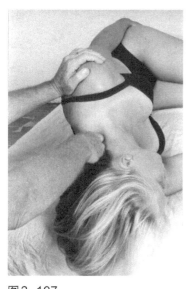

图3-107

图3-107　后斜角肌按摩

俯卧和侧卧都可以进入这一区域，查看下一部分关于以俯卧姿按摩颈部的介绍。

◎ 很多下面按摩颈部的策略，都会建议位置和转动以增强颈椎的活动性。最重要的是，不要试图强迫任意椎骨移动。要柔和地按摩，让移动自然形成。

俯卧姿按摩颈部的策略

对顾客在卧姿进行按摩时，头部放松几乎是让身体放松的必要条件，能够成功地将颈部保持在自然的位置。但是自然的位置并不是总能显示出哪里有问题，从而对行动有限制。正因如此，帮助你的顾客左右转动头部，增强转动和侧弯的能力是一个比较好的方法。当转动头部和颈部的时候，如果他们能够向前屈就会更加容易。当然顾客进行倾斜头部放松的时候，弯曲颈部是很简单的。但是这种方法并不能造成很多颈部方面的侧弯或旋转，让你增加颈部转动的幅度。所以用枕头支撑其胸部可以让头部更舒适地向前屈，使向两侧转动和侧弯变得更加容易。如果你的顾客患有下背部疼痛，你也可以用一条枕头支撑其腹部，以减少胸部垫枕头造成的腰部前弯。

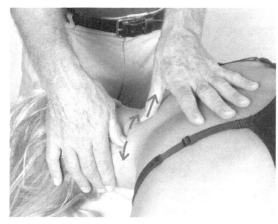

图3-108

图3-108　放松僵硬的颈椎（俯卧）

观察椎骨，确定是否有转动和侧卧不太顺畅的地方。考虑范围要尽可能地小，你要注意的是单一的小肌肉，而不是整个肌肉群。触诊颈椎，感觉一段骨节相对于其他骨节转动和移动的能力。当你确定了紧张的肌肉后，用手指柔软处逐渐向下渗透，以等待肌肉的软化。永远不要强迫颈椎移动，但是要开始对"卡住"的地方适度进行转动，将一段骨节在固定其相邻骨节时轻微转动，能够确保单一骨节的移动。通过大量的练习后，你将会对如何转动颈部、针对紧张的区域增强按摩效果有更深层次的理解。

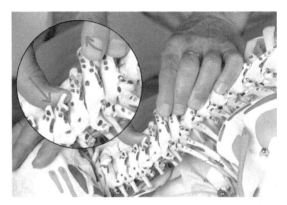

图3-109　演示技巧（颅骨）
注意如何利用横突作为辅助转动的控制杆。

图3-109

颅骨按摩

图3-110　一些颅肌解剖图
对颅骨肌肉和筋膜的按摩，是提高和拓展你对颈部理疗技术的重点。面部肌肉的感觉往往会有紧张感，对拉长方法有积极的反应，比对压缩肌肉的方法更容易让面部肌肉放松下来。

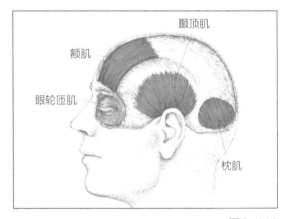

图3-110

后头脊

图3-111　后头脊和乳突的按摩
从乳突至后正中线的后头脊，在治疗中是极其重要的。这里的按摩通常是在结束了所有颈内部肌腹的按摩后，作为最后一步进行的，并且可以使大部分颅骨外层的肌肉放松下来。如果你的时间不足，两三分钟对这里的按摩将会达到在别的地方，尤其是颈后部的肌肉的按摩十分钟以上都无法达到的效果。而且这样通常能够放松深层肌肉，因为一般的颈部理疗短时间内无法进入

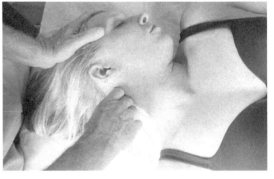

图3-111

那个深度，从而让你能够由此接触到它们与枕骨相连的肌腱部位。

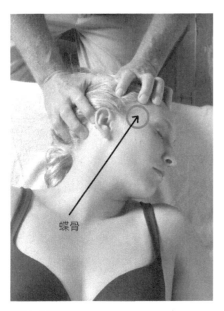

图3-112

基本颅骨的按摩

图3-112 颅骨筋膜按摩

没有具体针对性的，用手指柔软处对颅骨大面积的按摩，通常能让顾客感到舒服，而且能够很快驱散头皮部分的紧张感。温柔地拉伸和放松颞骨、枕骨及头顶骨上方的紧张组织，记得不要对蝶骨直接用力按压。触诊确定紧张的地方，一般大概有铜钱那么大。使用缓慢而持续的压力，直到这个区域的肌肉被软化。顾客会很喜欢这个按摩。小心，不要拉扯到头发；记住，你是在对皮下紧张的筋膜和肌肉进行按摩。你应当对肌肉组织进行提拉，而不是在头皮和头发上滑动。

蝶骨

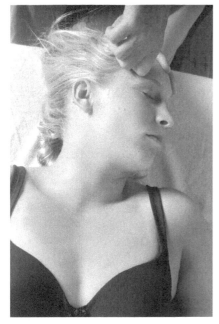

图3-113

颅骨前部与侧面的理疗

图3-113 前额按摩

不要害怕用指关节按摩颅骨，颞骨肌和前额肌肉经常会感到极大的紧张。让顾客张嘴、皱眉和对经常紧张的部位主动用意识去感受，建立感觉和实际紧张部位的联系。

下颌与颞下颚关节的按摩

严重的颞下关节功能紊乱是一种很复杂的问题，理疗师是不足以对这种问题进行诊断和治疗的。但是对外侧肌肉的按摩可以在一定程度上缓解顾客的疼痛，有时也能带来长期的改善。要想带来永久性的效果，根据顾客的实际情况，帮助其改进自己平时的动作和生活习惯是最好的方法。指导他们按照正确的方法，咀嚼、额部放松和强度锻炼，恰当的姿势和睡眠时对颈部的正确支撑，这些都能带来很大的好处。唾液被证明在睡眠时，可以防止磨牙症以及杜绝类似咀嚼口香糖等不良习惯。

即使顾客没有经历过下颌或头部的疼痛，帮助其放松颅骨外与下颌的肌肉，建立左右侧的平衡，对于帮助顾客放松也是有深远影响的。重要的是，应当注意建立更好的平衡和顺畅的开合空间，而不是单纯地减缓疼痛感。一次不要要求过多的改变，一些细微的改变就能让顾客感到十分舒适了。对于患有严重病症的顾客，按摩时要极为小心，或者将其推荐给相应的医学专家。

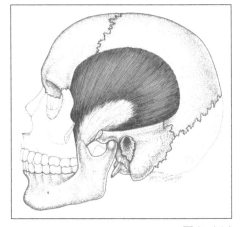

图3-114

图3-114 颞肌解剖图

将你的手指肚放至颞骨上方，然后让顾客咬合，你将能够感觉到颞骨肌的收缩。对于很多人来说，这个部分肌肉的紧张会影响到下颌部的功能。

作用：闭合下颌

相交点：A. 颞骨、额骨及颧弓上方
　　　　B. 冠突下方

图3-115 颞肌按摩

任何下颌部位的按摩都应当包括颞骨肌。按摩肌腹找到触发点，再让你的顾客张开其下颌部演示肌肉是符合拉伸的。让你的顾客咬合也能演示肌肉的状态，并指导自

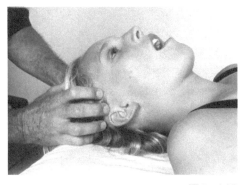

图3-115

我按摩。另外，还要对颞骨肌连接点进行按摩，这就需要让顾客张开口腔1.5英寸的宽度以进入喙弓。

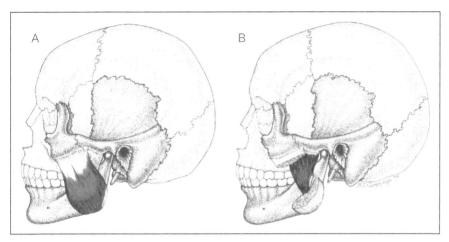

图3-116

图3-116　嚼肌解剖图

在咬合的时候，触诊自己的嚼肌。和颞骨肌相似，这部分肌肉经常会感到紧张，但只需要短时间的理疗就能够得到良好的回应。

作用：闭合下颌

相交点：A. 外侧——颧突与颧弓

B. 内侧——下颌骨外表面，以及下颌角与内侧分支

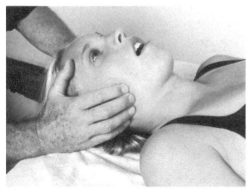

图3-117

图3-117　嚼肌按摩

使用横向和顺着肌肉走行的方法进行按摩，尤其要注意起始点和相交点。在口腔张开拉伸肌肉或者闭合软化肌肉，以便进入这一区域。要确定你按摩的是肌肉而不是唾腺，唾腺会更加柔软一些。如果你无法确定，让你的顾客咬合，这样你就能够感觉到肌肉的边缘。

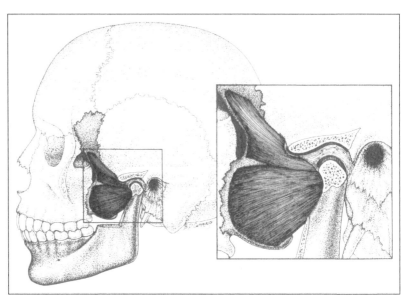

图3-118

图3-118 翼状肌侧缘解剖图

侧面翼状肌位于嚼肌深处，须透过嚼肌进行按摩。张开下颌1英寸，然后对髁骨颈及下颌骨分支进行按摩。

作用：闭合下颌（靠下的位置）

   帮助下颌张开（靠上的位置）

   下颌骨一侧向另一侧分开

相交点：A.前面部分——蝶骨

    B.下颌骨颈与分支

图3-119 翼状肌中部解剖图

这部分吊索状的肌肉经常是造成下颌紧张的重要因素。对它的按摩，应该是使用一次性手套，在口腔内部进行。口腔内的理疗超过了这本书的范围，但是如果你有兴趣的话，可以去参加一些治疗下颌部紧张或颞下颌关节的研讨会。下面的演示，会介绍如何进入翼状肌靠下的连接点。

作用：闭合下颌

相交点：A.外面——翼突内侧板的表面

    B.里面——下颌骨分支靠下的边缘，在下颌角附近

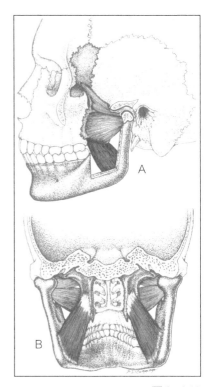

图3-119

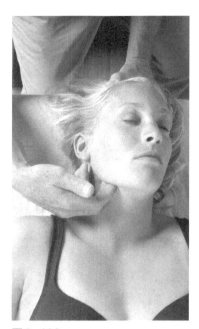

图3-120

图3-120 翼状肌中部按摩

按摩下颌骨内侧靠下的连接点时，让顾客咬紧下颌，以便触诊翼状肌中间的连接点；然后让其放松，你的手指柔软处就能够进入深层肌肉了。

图3-121 二腹肌解剖图

这是一部分很有趣的肌肉，在吞咽和说话时会拉动舌骨。底部的插图演示了单侧的紧张可能导致中矢状切面的脱位。

动作：在二腹肌固定时，协助压低下颌骨，从而张开口腔在下颌骨固定时，拉动舌骨，从而使下颌后移

相交点：A. 外面观
   1. 后面——乳突肌深层，与头最长肌、夹肌、头长肌和胸锁乳突肌相连
   2. 前面——下颌骨内缘
   B. 里面观——舌骨

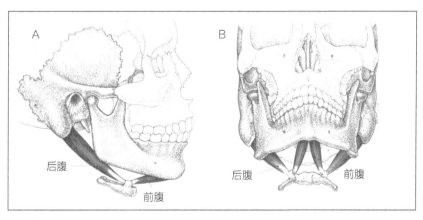

图3-121

图3-122 二腹肌乳突连接部的按摩

二腹肌出现紧张的情况并不罕见，尤其是你的顾客遇到吞咽困难时。将你的手指放至于自己的二腹肌上然后吞咽，可帮助你触诊这部分肌肉。拉动或推动胸锁乳突肌，使其不能够与二腹肌在乳突上的交点部分有接触。

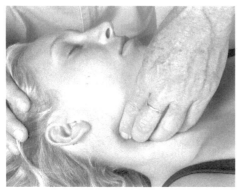 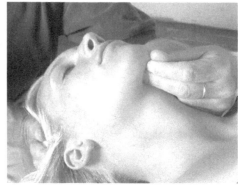

图3-122   图3-123

图3-123 下颌骨二腹肌按摩

对于下颌骨前的连接处进行按摩，同时让你的顾客做吞咽的动作，然后你就能够找到二腹肌的紧张处了。

图3-124 胸锁乳突肌解剖图

这部分肌肉非常重要，可以引发头痛，也可以造成乳突疼痛。对下边的连接点进行按摩，但是要确定能够准确地找到与胸骨和颈骨的连接点。

作用：A. 与胸锁乳突肌配合收缩

    1. 屈颈部，头部前伸

    2. 将下颌伸至前胸

    3. 协助吸气。对于胸式呼吸的人来说，这部分肌肉可能会过分地发育

   B. 与单侧的胸锁乳突肌配合

    1. 在脸部向上翘起的时候，将其向相反方向转动

    2.（与斜方肌一起）侧弯颈椎，将耳部贴向肩部

相交点：A. 上方——胸锁乳突肌

   B. 下方

    1. 胸骨连接（中间和更多表面的部分）

    2. 颈椎连接（侧面更深部位）

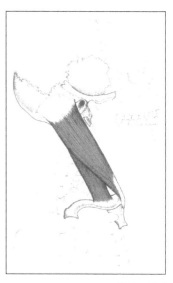

图3-124

图3-125 深层提拉胸锁乳突肌

对肌腹使用纵向按摩法，并且注意两侧的活动性。将肌腹从深层肌肉上方拉起，略微移动增强其活动性。要记得对肌腱在乳突连接处进行按摩。

如果胸锁乳突肌非常紧，相较于拉伸，将其缩短会让你更加容易进入。将头部向你按摩的肌肉相反方向转动，可以将肌肉缩短并软化，从而更易进入。

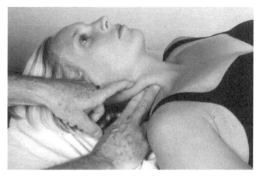

图3-125

颅部减压

在理疗的最后，对颅部减压是非常有帮助的方法，可以打开枕骨和颈骨之间的空间。顾客在理疗过程中，出现神经性反应、感觉模糊时，还能够有效地将神经系统恢复到平静状态。如果你的顾客在诊疗结束后或者在走进诊室的时候感到头痛，这个方法通常能够帮助其放松颈部，足以让这些症状缓解或消失。这里最大的错误是牵引力过大，将头部前倾过度，导致颈椎弧度消失。绝大多数的力量都应该来自于头部自身的重量，要用非常小的牵引力甚至稍微对颈椎和枕骨施加相反的压力。不要将颈部过度拉动，或将头部过度前倾，以刻意地"增强"颈部。颈部放松最好的方法是将颈椎还原至自然、中立的位置。

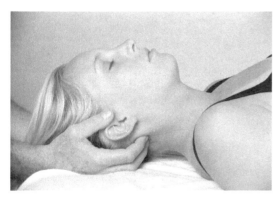

图3-126

图3-126 颅部减压

力量应当是向上施加在枕骨基底上的。手指应当有些许的弯曲，尽可能让力量来自于手指肚。枕骨应当处于休息状态，用你的手掌或手背托住。另外，用手侧面和拇指温和地支撑头部。这样有时候需要几分钟的时间让你感觉到肌肉的软化，同时伴随着减压。

第四章

如何关注顾客健康

很多理疗师，尤其是做私人理疗的，都发现他们的顾客对于他们在非按摩理疗方面的健康见解非常尊重，经常希望他们能提供健康方面的建议。在你的工作中，这会越来越普遍地出现，逐渐成为你作为理疗工作的天然职责。除了享受按摩偶尔带来的奢华感，人们更多的是来向"深层软组织按摩"方面的专家寻求解决问题的希望，包括饮食、运动和日常起居。他们将这些看作是他们获得健康人生的有效途径。他们希望在运动中表现得更出色、更灵活，且在情绪上能够缓和下来；同时他们也希望减轻疼痛带来的困扰，从而寻求能够帮其找到获得整体健康的方法。

这部分的内容，可以为你的理疗按摩工作加分很多，但是也会让你遇到许多困难。我在这些年的工作中，遇到过很多难忘的故事，例如提供过错误、危险的信息或建议。一些人在顾客没有要求的情况下，主动将建议提供给他们，包括生活方式、饮食（甚至有些人会借机推销一些保健品或健康方面的相关产品），或者很多其他有意识的指点。

无论理疗师是否有资格提供与健康有关的建议，大多数顾客都不满足于仅仅咨询其个人医生，关于其综合健康、营养、心理以及其他对于生活的质量有正面影响的方法。因此，你在健康范畴的学识越渊博，就越能够为你的顾客带来更多的帮助。最安全的方法是去寻找并列举一些特定方面的专家，整理成名单以便根据需求进行推荐。我有一个自己比较认可的名单，包括整骨疗法专家、脊柱按摩疗法医生、整形外科医生、综合以及顺势疗法医师、足科医生、中医专家、中草药学家、营养师、皮肤科医生、理疗专家、心理学家以及其他健康方面的专家。

其实，我也意识到我自己在按摩和人体疗法上的限制。我一个早期的老师曾经说过："如果你将一个锤子给一个人，那么全世界都会变成钉子。"我知道很多罗尔夫或浅层按摩的追随者都坚信，所有的疼痛都源自于肌肉或筋膜的紧张，而对肌肉组织进行软化是灵丹妙药，他们能够提供的只是这些。事实情况是：造成人体疼痛的因素不止一个，可能包括肌肉状况有限、行动方式或者严重的医学问题。于是，我会反复地将顾客推荐给运动训练师、水疗专家、瑜伽、普拉提或者其他类似的专家。即便我对自己的按摩技术比较有信心，还是会将很多顾客推荐给更适合他们的专家，甚至包括其他一些精通特定病症或特定理疗方法如触发点、日式按摩或者运动按摩的理疗师。

对于没有太多经验的理疗师来说，将顾客推荐给合适的专家可能会遇到一定的困难。但是长期而言，积攒这样的经验会得到相应的回报。顾客会更加明白和赞赏你的正直和对他们真正的关心。而且，你所推荐的专家有些时候也会把他们的病人反过来推荐给你。

我并不是在说，你不可以帮助顾客去解决你的专业以外的问题。绝不是的！但要清楚你自己的能力方位，而且要记得哪怕不提供信息，也不要提供错误的信息。在困难的问题出现时，有时最好的回答是"我不知道"。

界限和规则已经被建立起来了，下面让我们了解一些你可能会感兴趣的内容，以便帮助你为顾客排忧解难。

一盎司的预防

你能够给予顾客最好的礼物，就是被鼓励的感觉。很多病症，哪怕是能够被按摩矫正的，都源自于不正确的生活习惯。人们会感到无助，然后无奈地接受这些疼痛伴随他们一生。我最近医治了一位医生，他从未因为他的"坏背"寻求过治疗，因为他的父亲就患过一样的问题，他就认为问题是遗传的。但是背部的问题可能是各种原因造成的，例如不恰当的提拎重物、不良的姿势、支撑背部的肌肉不够强大等非遗传因素。按摩绝对可以帮助暂时解决这样的问题，但是如果不重视这些不良的习惯且不进行改变，问题是不会彻底被解决的。整体理疗师或者非主流理疗师通常指责西方医学只提供改善症状的药物而不问原因。但同样是这些人也没有去想过如何摆脱没完没了的按摩，而真正找到问题的根源。当然，患有结构问题的人是可以通过按摩解决很多问题，获得很多好处的。但是更多的人更加需要得到鼓励和正面的指导，因此让他们注意到改变自己生活习惯的必要性，并相信只要通过努力就可以解决自己的问题。

对于每一个顾客，你开始要问的问题都应该是："你认为是什么造成了你的问题？"很奇怪的是，没有几个人会想到去问这样简单的问题。更让人不解的是，没有多少人想过问题的根源，而只是永远抱着找其他地方试试的心态。第五章将会针对特定的问题，介绍相应的理疗或脊椎疗法中的一些方法；而且会介绍一些增强和拉伸的建议，以便你可以提供给顾客。拓宽你的知识面能够得到顾客更多的尊重，让你的工作变得更加有趣、成功和繁忙。

接下来，我们将简要地介绍一些造成病症可能的原因和恶化的因素，我们在按摩中会经常见到这样的问题。这些原因和解决方法，可能会让人觉得很简单，认为不过是些常识而已。但是你会让你的顾客感到欣喜，因为他们可能从未考虑过这样的原因，更没有信心如何去改变他们的问题。

背痛

陈旧或不合适的床垫——不同的人在睡觉时，需要不同程度的支撑。很多人都觉得床垫越硬越好，恨不得睡在硬板上，实际上这样不能契合其身体的弧线。相反的，有些人选择的床垫太软，根本没有支撑力。

背部和（或）腹部肌肉不够强大——这方面具体的建议对于本书而言太过复杂，所以我们只会简单地做一些建议。这些简单的建议（具体见第五章）会对大量的顾客有益处，帮助解决困扰他们很多年的问题，然后得到他们的感谢。我曾经很幸运地将一位顾客推荐到一位物理理疗师的一个背部稳定治疗计划中，还为其找到普拉提老师，帮助他增强腹部和下背部的肌肉。

座位提供不当的支撑，尤其是在工作的时候——顾客经常在使用了腰部支撑或者楔形垫将自身重量转移到坐骨结节后，会感觉到巨大的改善。因此，对顾客解释坐姿时保持良好的腰部弧度有很大的重要性。沙发被很多人指责无法支撑下背部的问题，虽然很多人都习惯每天坐在上面看很久的电视。

　　在课堂中的一般运动——顾客有时会表示，"我在课堂中做的某些运动，让我的背部感觉焕然一新"。然后他就会不停地做下去，因为课堂的指导老师会鼓励他们这样做。但是不同的人会有不同的身体构造，一般运动并不一定适合每个人。有些人前屈做得好，但是不能够忍受伸展带来的痛苦。其他人则相反。这样脊椎的疼痛或不适，不仅在一般的有氧或力量课堂中很常见，也会出现在瑜伽或一些需要盘腿长坐的练习中。我的一个顾客每年需要六周的时间去治疗他一周密集盘腿而坐所带来的问题。

　　不良的姿势——我发现过很多顾客对于改变日常姿势及其他习惯的态度非常开放，只要能够缓解其背部的疼痛即可。大多数理疗课程都会介绍早上在床上或按摩台上蜷起身子的方法。虽然这种方法很重要，但大多数人只会做一次以便为他们带来一整天的活力。我们很多人每天都要从座椅上起身无数次，而很难想象到不好的起身习惯会为我们带来多大的问题。下面，让我们看一些不良及良好的从坐姿起身的方式。

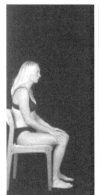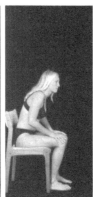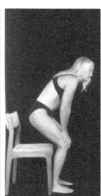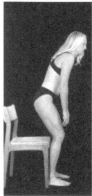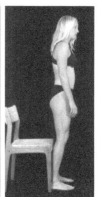

图4-1

图4-1　不恰当的从座椅坐起方式
这是一个例子，注意下背部的紧张。上身从腰部向前弯曲，腰椎因为前屈很容易受到压迫。在将髋部抬起的一刹那，她必须用下背部支撑并提拉上半身的重量，因为腿部无法用力。

图4-2　恰当的从座椅坐起方式
使用正确的坐起姿势是极其重要的。在这个示例中，模特先在座椅中前移，以让她的重量放

在坐骨上。注意她将一只脚放在后面，另一只脚放在前面，这样可以保持平衡，背部也能在整个动作中保持良好的弧度。双脚一直处于身体的下方，这样腿部就能够提供足够的力量帮其站起，而不需要使用下背部。

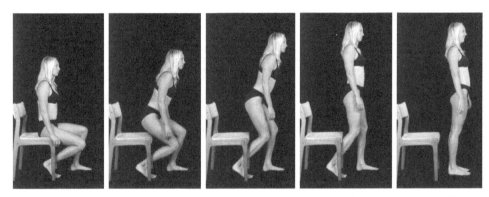

图4-2

这么多简单的坏习惯，包括从腰部前屈刷牙，或者清洗碗筷，或者起床姿势，都可能造成背部脊椎的问题。我用改善这些习惯的方式，成功地化解过很多背部脊椎疼痛的问题，而且只用了一两分钟进行解释。

作为一名理疗师最重要的任务是让你的顾客从肌肉紧张的疼痛中解脱出来，哪怕只是短时间内。如果一个人的疼痛持续而无法停止，一般是很难发现疼痛的真正原因的。但是当顾客表示："我通过按摩后感觉很棒，直到……"当症状缓解的时候，你可能有机会帮他找到疼痛的原因。

颈部疼痛

使用俯卧姿睡眠——俯卧姿睡觉是让颈部感到紧张，并导致颈椎疼痛的主要原因。即使不好的睡眠习惯极难克服，也还是值得去努力的。

枕头的选用——很多人在选择了正确的枕头之后，都能够明显地改善颈部疼痛的问题。制造枕头的技术在近几年得到了巨大的改进，包括记忆棉以及不同密度与厚度等很多选择。颈部枕提供了不同的形状，为不同睡姿的人提供了相对合适的颈部支撑。我自己会保留一些不同的枕头在我的诊室，为了给顾客做演示，甚至会借给他们进行尝试。记住，不同的人根据自己不同的睡姿和脊椎结构会有不同的需求。

　　每天的习惯——从接电话的习惯到使用电脑的习惯，再到汽车座椅的设置，很多人的颈部问题都是由于日常习惯的不当造成的。只要能够做出细微的改变，例如延长电话线、调整电脑屏幕的高度，就能够带来帮助。

　　肌肉强度与灵活度不够——一些简单的增强和增加灵活性的训练就能够得到答案。很多顾客发觉瑜伽、有氧训练以及力量训练能够解决长期困扰他们颈部或背部的问题，但是知道如何正确地建议练习方式是需要学习和经验的。最好的一种练习，可以解决九成顾客的症状，就是将他们推荐给相应专家，寻求最安全的建议。

头痛

　　虽然很多人都将头痛症状当作他们生活的一部分，但其实慢性头痛并不是正常的现象。原因很复杂，不是一句话能够说清的。不过，肌肉的紧张很多时候是关键因素，精准的深层理疗或者对触发点的按摩会极其有效。其他可能伴随的原因，包括饮食、激素水平、视力问题以及其他更加严重的医学问题。很有趣的是，太多的人愿意对这样的问题妥协，而不是寻找可能的原因，包括过度使用咖啡因、可可。你的角色是在暂时缓解疼痛的基础上，帮助他们找到引发疼痛的问题。有很多文章都在解释头痛的成因，并提供解决方案。这可以成为你的一个很有效的工具，与顾客一起负责任地找到解决问题的办法。

更严重的情况

　　法律上讲，我们作为理疗师，不能够做出有关医疗状况或者疾病的诊断，因为这不是我们的职责所在。但是从另一方面来讲，我们给予顾客必要的提醒，让他们及早意识到问题的严重性，也许能够挽回许多生命。在过去的十五年中，我提醒过三位顾客关于不正常的皮肤生长或者黑痣，最终在正式的医疗检验中被证明是恶性的。这种皮肤不正常的生长，可能会出现在顾客看不到的区域，或者他们能够看到却没有引起注意。大多数不正常的皮肤生长都是完全无害的，所以不要给予顾客想当然的警告。只需简单询问顾客，他们是否注意到你发现的情况即可。绝大多数人可能都已经对这种问题做过检查，并且感谢你的关心和好意。

恶性黑色素瘤

这是皮肤癌中最致命的一种。如果有嫌疑，增生能够立即被皮肤科医生检查出来。关于这个疾病的信息和图片可以从美国癌症协会的手册中找到。为什么你需要了解黑色素瘤？为了你的顾客，你应该去找一本，并且记住里面的内容，这样可以在皮肤癌的最早期发现问题并挽救生命。关于最重要的信息，我们在这里也介绍一些。

◎ 黑色素瘤与一般黑痣的区别

一般黑痣的性状表现为，皮肤上棕褐色且颜色鲜亮的圆点。它可能是平的也可能会凸起，基本上成圆形或椭圆形，边缘非常清晰。一般黑痣直径不会超过6毫米（相当于铅笔上面橡皮擦的大小）。黑痣可能从出生就有，也可能会在后天出现，一般会在人

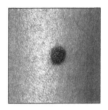

一般黑痣

较为年轻的时候出现。有时几个黑痣会在几乎同一时间出现，尤其是在阳光下暴晒过的皮肤。当一个黑痣完全成熟之后，它的形状、大小和颜色在很多年里都不会再有明显的变化。但是，大多数黑痣会在人年老的时候自动消去。

值得警惕的信号： 几乎每个人都会有黑痣，平均年龄大约在25岁。而且，绝大多数的黑痣都是完全无害的。当一个黑痣突然开始发生变化时，你应当尽早去见医生。但是黑色素瘤比黑痣要复杂得多。下面列举的ABCD四个条件，可以帮助你记住黑色素瘤及其他皮肤癌的重要信号。

A. 不对称：黑痣的其中一半与另一半不对称。

B. 边缘不规则：一般的黑痣成圆形或椭圆形，而黑色素瘤的边缘是不规则的，或者无法分辨。

C. 颜色：一般的黑痣通体应该是一种颜色，而黑色素瘤则会有几种颜色，或者颜色的变化不规则。

D. 尺寸：一般黑痣的直径会小于1/4英

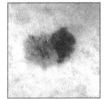
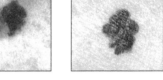

不对称　　　　　　边缘不规则

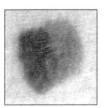
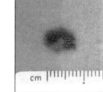

颜色　　　　　　尺寸

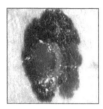

痣表面的变化

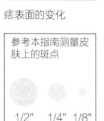

参考本指南测量皮肤上的斑点

1/2" 1/4" 1/8"

寸，而黑色素瘤可能会在1/8至1/4，但大多数情况下会更大。

最需要警惕的信号是发生变化——一种从尺寸、颜色或形状上的改变。

其他信号：

● 持续性的疼痛

● 新增长

我们每个人的皮肤上几乎都会有黑痣。一些良性的损伤，可能会和黑色素瘤非常相似。因此，最好去询问你的医生。

其他黑色素瘤的信号：黑痣的边缘有颜色扩散的现象；红色或者在边缘有新增的黑痣出现；变得较为敏感——瘙痒、紧张或者疼痛；黑痣的表面发生改变，如鳞化、有分泌物、出血或者出现肿块或者结节。

如何确诊黑色素瘤？

如果你的医生怀疑你皮肤上的变化是黑色素瘤的信号，会需要割除一部分组织作为样本。这个方法叫作切片检查法，通常可以在医生的诊室快速、简单地进行。这份样本之后会被送往皮肤科化验室进行检验，并通过显微镜确诊。

乳腺癌

除了心脏病外，乳腺癌是女性致死率最高的疾病。我们最好应该经常去有关这方面内容的公共信息服务中心，但是通常我们也很难会注意到这方面的信息。很多人会觉得一对一讨论乳腺癌的问题是非常羞耻的事情，有些人会觉得谈论性生活都要比讨论癌症更加简单。

我曾经的大学解剖学教授——玛丽安·戴蒙德，她在拥有250人课程的最后一整节课讲解了关于乳腺癌的问题。她认为这部分内容比多教我们20个几个月后就会忘记的解剖图更重要。我确定她在自己的职业生涯中，拯救过很多她的学生的生命。

早期的发觉是关键的，而且我知道几位女性都是通过自我检查发现了自己的乳腺恶性肿瘤。其中最近的一位是在乳房X光片中都没有发现的情况下，自我诊断出来的。她尽责地每月进行自我乳房检查，从而使她的治疗提前了数月的时间。我并不是鼓励每个人都成为健康隐患的先驱者，但是你可以从这个讨论中了解对他人有巨大好处的概念。针对新来的顾客，收取一份健康问答表是很好的方法。在这张表中，简单地询问女性顾客是否有每月自我检查乳房的习惯就足够了，这样可以"种下"让你以后做更多了解与认知的"种子"。美国癌症协会有很多关于乳腺癌的手册，包括具体对自我乳房检验的解释。了解这方面的信息可以帮助顾客，甚至可能会挽救他们的生命。

情绪与按摩

很多人把按摩当作改善个人心理健康的重要工具。对于那些情绪压抑的人来讲，按摩可以缓解他们的问题。很多心理学医生会将他们的病人推荐到理疗师这里来，因为他们觉得躯体的压力会妨碍精神上的理疗效果。

任何人体疗法都有催化情绪缓解的作用，然而"深层软组织按摩法"对于缓解不良情绪有着比其他按摩方法更重要的作用。这可能是满足自我的宣言；感觉情绪需要缓解的顾客可能会希望找深层肌肉按摩师，因为他们觉得能够从中得到缓解。有些人认为如果按摩只是为了感觉上的愉悦是一种自我放纵，但如果是为了情绪上的缓解就名正言顺了。

因此，要根据个人的需求选择对精神缓解有效的按摩方式。对于大多数人来说，在一个安全没有批判的环境中是最重要的。一些人可能觉得温和、自然的按摩会不错，而另一些人则相信强度更大的按摩会带来更大的安全感。你不需要刻意地将按摩可以有效缓解不良情绪的概念强加于顾客。另外，当有一个因为胸肌痉挛的人感觉情绪很不好时，帮助其放松胸肌有时就能够有效地改善他的心理状态。

通常顾客来进行按摩时，会强调把精神缓解或提升作为主要目标。一些理疗师在这个时候，就会过分刻意地寻求对其精神的缓解，而不是让这种感觉自然而然地形成。如果希望的缓解没有能够出现，理疗师就会觉得非常失败。很重要且需谨记的一点是，理疗师只能起到促进、辅助的作用，而不能从根本上缓解不良情绪。

一些理疗师会有一个针对情绪问题的治疗预案，来评判自己在遇到精神紧张的顾客时，是否能够做到有效地缓解。但是将你自己的价值置于这一领域是很危险的，不论是评判精神上的缓解是否真的**必要**，还是断定哪种情绪更好。悲伤或愤怒的情绪是最常被提及的，尤其是探索自己这些情绪的理疗师们。但我还没有见过很多理疗师能够在做情绪理疗的时候，让这种缓解自然发生，并告知他们得到很多惊喜；相反，很多人总恨不得将整个世界的重量压在自己身上。你能提供的最好的礼物，不是去评判任何情绪的好坏，并试图强制性地帮助顾客解决应当由他们自己解决的问题。

另一个极端来自于那些迫切希望解决心理问题的顾客，他们并不清楚自己身体和内心是怎样连接的。当他们感受到奇怪的情绪时，就希望增加按摩的力度，并且得到更多的支持和解释自己恐惧或羞耻的空间。但是经验告诉我，很多情绪上的缓解会在按摩理疗随后的几天里发生，并不会立刻见效。有时候更好的主意是让你的顾客意识到不要太刻意地去追求情绪上的缓解，而应处于无意识的状态。

我周围有很多理疗师因为总试图成为"业余心理学家"而遭到顾客的指责，让他们自己无故"背上心理学方面的教育不够"的诟病。虽然意图并不坏，但有些时候却适得其反。在绝大多数情况下，使用推荐名单，将顾客推荐给更加专业的心理学医生才是最好的方法。这并不是说，理疗师不应该涉猎心理学方面的内容。在我们明确自己的角色之后，不要试图去掌控根本不可能的事情，根据兴趣去关注一些情绪、心理学方面的内容，会对你的工作产生积极作用。

第五章

常见伤病的理疗策略

大多数从按摩师转行过来的理疗师，都不应当将深层按摩的主要目标既定为让顾客放松，找到疼痛和紧张的位置并解决它们，才能够发现理疗工作的乐趣，而且会收获经济回报。在这方面发展自己的技术通常需要从按摩"研磨"的习惯中摆脱出来，没有做到这点的理疗师会在不停地做重复性的动作时感到厌倦和疲乏，不少人甚至对见顾客感到烦恼。这并不是说，你要完全拒绝以舒适、放松为主的按摩，或者必须二选其一。很多人体疗法的练习，是这两种方式的混合。但是，如果你拓展了你的技术，就会发现你能够用这些技术进行更加精准、有趣的理疗，并与一般按摩师逐渐区分开来。你的顾客会尊重你的知识，然后你能够更大范围地将顾客推荐给其他合适的医生。

你应当意识到你在练习中获得的不同感觉。首先，你会发现在顾客具体的问题中，并不都需要全身性的按摩。很多人更倾向于选择缓慢、针对性强地对一两个部位进行理疗。虽然听起来很像常识，但很多学生很难从他们在一般按摩中养成的习惯中改变过来。在一般按摩中，通常都需要在有限的时间内进行全身按摩。在短时间内做全身按摩会让你失去解决特定问题的能力，因为你将你自己分得太散了。尝试着寻找一些朋友或者熟识的顾客，在同一部位按摩55分钟以上，然后观察效果，你会发现不用全身按摩就能够为你带来好的深度。

这件事的反面是对于疼痛区域过度的理疗。我们的目的是要改善，而不是在一次诊疗中彻底解决问题。不要太过沉迷于过度按摩那些感觉很好的部位，总觉得还有更多的疼痛需要继续理疗；否则，你的这些顾客恐怕会在几天后打电话告诉你，他们的症状加剧了。更好的方法是，留下一些未完成的工作，不要破坏你已经建立的平衡。我有时跟我的朋友开玩笑，不要来找我做理疗，我会给他们多做一些，让他们回去感到更痛。

疑难排解指南

自本书第一版出版以来，我认为整个按摩理疗行业最大的进步无疑是"疑难排解"概念的出现。我之所以选用这个名字，而不是其他如"伤病""医学按摩"，或者"修理"等名词，是因为"疑难排解"可以概括所有姿势改进或理疗各方面的问题、需求。它还涵盖了理疗师在预防和保养方面的职能，对于任何一部演示大量按摩相关的教育材料及探讨按摩技术的出版物，都能将其囊括其中。

2004年，客户报告组织对34000名公众做了一份调查，以了解不同形式的人体疗法给人在不同的问题和条件下带来的好处。这里包括：整脊疗法、物理理疗、深层软组织按摩、运动处方、药物疗法、中医、指压与食疗。通过人们的反馈，对于背部和颈部疼痛，深层软组织按摩的重要性是可以和整脊疗法齐名的。药物疗法以及其他疗法与之相比的结果可以说是天壤之别，数据还表明接受整脊疗法需要更加频繁地接受治疗，需要花费更多的时间。

对于纤维肌痛和骨关节炎，深层软组织按摩也是公众最倾向的选择之一。多数人都感觉到有明显或者一定的改善，同时物理理疗与运动的评价也很高。在2006年加州脊椎疗法协会提出的立法（后来被否决了），限制理疗师对其顾客帮助范围不能逾越，如果真的成立，我就不能够为我最喜欢的一位顾客解决脊椎束的伤病了。我一直在问自己，深层软组织按摩法在公众的成功是否和我们总会涉及普通医学或脊椎按摩法所禁忌，并试图通过法律约束的一些方面有关。但是在任何情况下，理疗师都需要拥有足够的知识和技术的熟练度，才能做好。

还应该提到的一点是，运动处方一直受到极高的评价。人们根据自己的伤病或者生活状态主动地对紧张或粘连的部位进行适当运动，肌肉能力的削弱通常会引发更多的疼痛和问题。我在建议我的顾客坚持做一些简单拉伸、增强肌肉的练习后，一般都会得到正面的反馈。这本书中也介绍了不少这方面的方法，以针对身体缺乏平衡性导致的脆弱以及僵硬。我极力推荐你将这一部分内容纳入你的按摩工作中来。

很多理疗师都觉得，将疑难排解及问题解决的技术纳入他们的理疗工作，对他们的工作产生了巨大的影响，即乐趣和收入双双成功得到提高。有一些理疗师也对这部分内容感兴趣，但是由于在类似SPA这样的地方，顾客通常都只是为了休闲和放松，所以他们认为并没有太多机会应用这些东西。实际上，很多SPA的顾客会对更深层次按摩理疗感到喜爱，只是他们并没有意识到他们可以获得这样的理疗。很重要的一点是，不要用错误的印象去理解你的顾客，我知道很多SPA的理疗师会有很多专门来做疑难排解的顾客。

即使理疗师完全集中于做放松性按摩是合法的，而且没有什么致命的错误，但遗憾的是，他们限制了他们工作，只是过度地估计了拓展这部分内容的难度。在很大程度上限制他们的原因，并不是他们不希望做，而是他们不知道如何去做、如何去改变。下面，让我们检验一些可能导致难以将深层软组织按摩开始纳入一些人工作中的因素。

早期训练——在早期按摩课程的指导中，因为需要限制了很多深层按摩，并且让学生集中在没有危险的、基础的方法上。早期的禁忌，为杜绝医学安全隐患是有必要的。但是随着你的技术不断提高，这些限制形成的思维惯性也会在一定程度上限制你向更高的层次成长。这时，你就有必要重新思考这些早期的禁忌，有些或许因为你对人体更多的认识需要摒弃，以帮助你的理疗工作更加成功、更有乐趣。

对于如何转换的困惑——很多理疗师对于拓展他们的技术到更高的水平都是很有兴趣的，但是会想象这样也许带来的改变过大或者过于突然：一下子多了很多有特定方面需求的顾客。事实上，几乎每个人的身体都有他们希望得到改善的地方，哪怕他们只是来寻求放松为主的按摩。我有相当一部分顾客来找我，是因为他们原有的理疗师只会对他们做完全相同的按摩，而没有解决他们的需求。转变的一个重要的窍门，是获得自信，开始在一些小的部位使用深层按摩法并且效果不同凡响。你完全可以在进行完一般理疗后，增加10~15分钟的深层时间，并建议你的顾客预约更长时间的理疗，让你有足够的时间专注于深层按摩，还不会对一般按摩造成影响。在你的技术不断增进的过程中，也没有必要将原来你享受的按摩彻底遗弃。

你可能会发现一些顾客尤其喜欢更加深度的理疗，他们会更频繁地预约来进行特定点的按摩。即使在SPA的环境中，做到这一点也会比你想象中的容易很多，你会建立起你自己的客户群体。

信心不足——这个原因可以被分成三种情况。

● 缺少足够的解剖学知识或者生怕症状加剧：在这种情况下，当我详细解释了相应部位的解剖学知识后，学生们就能够放松下来，提升技术使用的自信心。寻找一本比较好的运动医学著作作为参考，是学习基本解剖学知识以及如何治疗的绝佳办法，你的信心会从中逐渐得到提升。

当然在你知识有限的情况下，要尽量减少失误的可能，不要在不确定的情况下去试图硬性解决任何问题。但是，这些知识是逐渐积累而成的。你可以从相对简单的一些情况开始入手，比如斜颈、髂胫束紧张或者肩部僵硬等。在你逐渐得到经验和信心之后（或者去参加一些研讨会也不错），你可能会继续将其他难度更高的情况纳入你的诊疗范围。比如，足底筋膜炎、肋部僵硬、网球肘、骨盆转动问题以及其他更加复杂但是更有趣和回报率更高的地方。

● 相信针对特定问题已有的方法是"对的"，可以被接受：那些已经能够做得不错的理疗师有时候更害怕进行改变，获取更多的知识，因为他们认为应该去更加昂贵的课程中学习"绝对正确"的。我经常会看到书籍或者研讨会上具体的介绍，针对不同问题逐步讲解。有时候他们会保证奇迹般的结果，并坚持只有这一种方法是正确的。但是，条条大路通罗马，针对不同的顾客、不同的情况以及理疗师不同的技术特点，有很多种按摩方法。简单、小心、温和的手法在痛处按摩通常能够放松妨碍正常机能的紧张和消除担心，而且效果卓著。根据解剖学知识与实际工作经验，会比教条地遵循那些流程更能够得到顾客的喜爱。

● 预期效果不确定带来的压力：缓解和改善疼痛或者其他问题的程度，被很多复杂、多样的因素所左右。因此，仅仅缓解疼痛使顾客感到暂时的放松，肯定没有真正解决问题更受欢迎。即使你可能成为改善问题的重要助力和催化剂，也并不对其负责。在课堂中，我经常以真人为例，向学生演示各种具体的问题。即使有时会得到很棒的效果，但我对于效果稍差的情况也会充满欢喜。我们一直强调一个很重要的事情，就是并非每个人对每位顾客都能做到尽善尽美。即使是最好的理疗师，也有很多无论如何都不见效果的案例发生。在人们开始疑难排解的工作时，最容易出现错误的地方可就是预期过高，认为其他人可能知道更好的方法，并且能成功解决问题。"让我们看看，我能否做一些帮助"，少于百分百的成功率，并不代表失败。

另一个用来缓解这种压力的方法，即在不确定的时候，勇敢地说出"我不知道"。我们不可能知道所有情况的每一个细节，因此推荐给相对应的专家，一般都是很聪明的选择，而且会得到你的顾客的谅解和赏识。

处理法律或保险方面的问题——这肯定是一个很棘手的问题，一些理疗师总会尽可能地避免接触到法律诉讼或保险相关的问题。但是很多理疗师真的不知道该如何处理这一部分事宜，其实这并没有想象中那么麻烦。这一章后面的部分会详细介绍这方面的内容。

帮助人而不只是单纯地治疗伤处

伤病和疼痛并不存在于真空之中，它们的成因往往非常复杂，不能够忽略。在做疑难排解时，你要第一时间与人进行接触和交流，根据具体情况，来确定你的理疗计划、基本方针和可能会出现的问题。即使你专精的是放松性的按摩，也要预约至少额外的15分钟，与顾客坐下来进行初步的交流。只是简单的聊天和询问他们想要什么样的按摩，你就会吃惊于自己将得到什么样的信息。这通常能够帮助理疗师明确按摩的目标，并且可以作为让顾客了解深层按摩要远好于每次即兴大面积肤浅按摩的好时机，还能让顾客在一开始就对你多一份信任和好感。一个简单的问答，可以让你在顾客眼里变得更加专业。一些理疗师甚至会在第一次见面前，向顾客寄送一份问答题，这样可以很好地防止由于恐惧，让顾客取消第一次的预约。

下面列出一些不错的问题和讨论。

你在之前还接受过什么样的治疗？哪些让你觉得很有效，哪些相反？

你是否因为此问题正在服用任何药物？这个问题会帮助顾客进一步询问他们是否需要推荐更佳的药物。如果非处方药有效，你就可以判断出他们疼痛的极限。通常顾客并不清楚哪些是消除炎症的药物，如NSAIDS，与影响人痛觉神经的药物，如对乙酰氨基酚或更强的麻醉剂。当然，我们肯定要带有足够的谨慎去讨论这些药物的选用，而不能轻易为顾客做任何推荐。但是帮助他们了解每种选择的优势和劣势，是会受到欢迎的。

通常炎症会很难消除，使用消炎药会帮助打断炎症的循环作用，帮助大脑停止允许炎症的持续存在。一般人都对服用止痛药反感，但是根据身体对疼痛的反应情况可能会复杂化，妨碍严重伤病的恢复。

不考虑药物的种类，如果你的顾客正在服用某些止痛药，尤其是具有较强麻醉效果的药物，你需要调整你理疗的重点。如果你的顾客表示正在接受类固醇注射，记住在注射部位两周内是不能做任何理疗的。你需要考虑他们是否对止痛药有较强的依赖性，可能会让他们更多地注意疼痛来调整用药，而忽略其他治疗。

你认为什么导致了你的问题？无论是运动、工作还是日常姿势，对问题的成因往往都很有必要进行讨论。有时候最简单的建议，只是改变坐姿、打电话时使用耳机、用枕头支撑腰部、学会如何从坐姿中站起。这些方法可以达到非常好的效果，却常常被顾客忽略。这些方法被广泛认为是对不良身体引起的问题使用最有效的。

你的情况属于慢性还是急性？大多数理疗师都会注意这一点。急性问题必须更小心地处理，直到症状缓和、稳定下来。在这个阶段，马上缓解问题可能会让炎症症状在理疗结束后骤然加剧。最常用的手段，是在理疗后马上进行冰敷，并且频繁地在之后的一整天内使用。慢性的问题一般较为稳定，会对热敷或者更加主动地治疗方法反应较好；而且一般慢性问题的病人，对自己的问题较为了解，知道大概需要多少理疗。

另一个有用的区分是，有些症状可能是急—慢性混合的。在这种情况下，看似慢性的症状，其实是由于顾客在每天做相同活动的时候，让急性症状不断复发。比如可能是，每次下床或者离开座椅时不当、姿势不当或者运动不当激发的背痛。花一些时间了解清楚造成疼痛的真正原因，才可以对症下药，解决问题。有时候疼痛的成因不好判断，尤其是持续性疼痛。哪怕使用暂时缓解疼痛的方法，都能够使你的顾客有机会去感觉疼痛在被激发时的原因。在这些情况中，频繁使用冰敷是很有帮助的，即使很多时候建议冰敷只能用在急性炎症中。

整天的休息和运动相比较，哪种方式能让问题更严重或是得到缓解？肌腱炎通常能够通过整天的热身得到一定的改善。问题一般伴随着肌肉力量不足或者不当的工作或日常姿势习惯，如果过度疲劳肯定会加重。当然如果是肌肉力量不足的情况，适当地进行加强和拉伸也是值得推荐的，这主要取决于他们的症状如何表现。

应当选择让病人主动地还是被动地做运动？如果顾客表示其疼痛会在有某种动作的条件下发生，例如抬起手臂到一定的幅度，这时比较好的方法是尝试让其接受别人的帮助被动地在一定范围内进行活动，看能否对症状造成影响。如果疼痛在被动的活动时消失，那么就应该是肌肉收缩造成的，根本原因很可能是肌肉的力量不足；如果在被动活动的情况下疼痛依然存在，就需要考虑关节处是否有结构上的问题。

遇到这样的问题，你会得到什么好处？当然你不能直接向顾客提出这样的问题，但是通过与顾客之间的对话可以从中得到相应的信息。你的顾客可能并非意识到自己从他们的问题中获得了什么样的好处，这种情况会影响他们做出相应的改进。这并不是他们故意隐瞒或者不诚实，但是他们遇到过如员工薪水保险或交通事故，或者其他更为复杂的问题，包括情绪上的掩盖以及其与朋友家人之间的关系。一旦你了解了这些信息，你的治疗就能够起到对症下药的作用。这不是说你需要深度地涉及心理学的问题，但是在不超过你限度的情况下，会增加你对复杂情况解决和改善的可能性。

你的情绪如何会对顾客的症状造成影响？重复一遍，不要试图为顾客刻意做心理学方面的咨询和辅导。对于特定的疼痛，情绪上的变化如伤感、忧郁、愤怒和恐惧会在很大程度上影响顾客对其问题治疗的预期。恐惧在这里是影响最大的，当你的顾客表达出"我再也不能……""我可能会失去……""如果这样，我会不会……"这样的想法，他们的问题很可能会随之加剧。我总会保持万分的小心，不用自己的表达把顾客带入这样的误区，然后尽可能去聆听他们的问题，这种方式在一般的对抗疗法中是不会用到的。

计划你的疗程

一段疗程的格调和范围，不需要死板的脚本就能够确定下来。不同的人有不同的目标，有些很实际，有些则不是。在得到一位顾客的病史后，最简单的能够确定你的理疗方案的方法，是直接询问他们需要从你这里得到什么，然后根据你的感觉判定理疗的范围和限制。这里需要注意的是，你为顾客制定的目标一定要是切实可行的；不要盲目地乐观，但是也要切记让顾客对于治疗的效果保持希望是非常重要的。

在疑难排解中难以获得成功，通常是试图解决太多问题或者过度理疗某一区域的结果。提前建立好你的目标和计划，不要被顾客过高的评价或不合理的要求所影响。你的目标是缓解问题，而不是治愈。谨慎一些总是最好的，缓慢、稳定的进步要比前进两步后退一步的方式好很多。

但是，如果你的顾客表现出症状加剧，不要有非解决不可的心态。每个人的情况都不一样，不过症状的加剧很多时候不是你对某一区域造成了伤害。有时候肌肉的紧张或黏附现象在缓解期间，出现症状的暂时加剧也是很正常的，不要因此增加顾客的恐惧感。

如果你的顾客告诉你他们身体上的问题或者特定区域的疼痛，先试图确定是否有常见的问题造成影响。这部分内容在托马斯·梅尔斯的《解剖列车》和他的研讨会中有很好的解释。如果顾客经历着菱形肌痛，尝试确定其他主要部位也有紧张的情况，例如前胸，这可能引起代偿反应。

顾客通常对疼痛区域十分关切，而有时候过度的敏感和恐惧则会起到相反的作用。预期对疼痛区域直接进行按摩，不如先从周围有牵连的部位开始，然后再缓慢地转移到疼痛的部位。

你的顾客总会要求尽可能快地改善其痛苦，并希望有一个确定能达到目标的时限。虽然有时候这种态度会让顾客保持一些动力，然而如果变成刻板地追赶时间对其治疗的进度是有害的。顾客可能会给自己施加过大的压力，或者对于未能达到目标心存焦虑。我从未预测过伤病愈合的准确时间，也不会去和任何"标准"愈合时间相比较以造成压力。当看到顾客脸上的焦虑逐渐消除，内心不再背着包袱时，我会很有成就感。

放心去和你的顾客商讨治疗计划，并让他们了解，仅通过一周或两周一次一小时的理疗，想要得到奇迹般的进步是不现实的，尤其是在他们持续着自己错误的生活习惯的情况下。有时增加理疗的次数，缩短每次的时间能够带来更稳定的效果，还能更好地避免那种长时间按摩造成的过度理疗。

询问你的顾客是否有兴趣依靠自己主动地对问题部位进行拉伸、增强或者其他有效的方法。肯定会有一些人倾向于做深层理疗，但也有很多人更愿意接受你的建议。尤其是对于顽疾，例如足底筋膜炎、肩周炎以及特殊的肌腱炎，我通常会鼓励顾客自己进行调理，而且他们在后来的见面中都对自己的进步感到兴奋和欣喜。记得我们不能够去诊断医学有关的病症，但是你可以从你的专长出发，帮助顾客解决问题，这样能够很快帮你建立口碑和好评。

当遇到疑难杂症的时候，你是否有一个推荐专家关系网呢？这种推荐关系不应该是刻意进行利益交换的，而更多的情况是随着工作自然形成的。

无形资产——你的理疗心态

在介绍一些常见具体问题的治疗方法之前，我希望通过几句话来讨论一下你和顾客之间的关系。如今，人们对西方医学最大的诟病，就是只针对表面症状进行非人性化的治疗手段。病人很多时候感觉他们在医生眼里只是一系列的病症，医生们只是很着急地针对这些病症一一开药了事，而从未更全面地考虑过是否对人整体有意义。我确实感到用心、人性化的医疗方式，对于病人有多么重要。

这个事实表明了医者与病人之间的关系应该建立在足够信任和关心的基础上，而不仅仅是医治。在按摩理疗越来越被医学界所接受的今天，让我感觉很好的是，我们的行业在越来越专业的情况下，还没有被医学界的一些冷漠所侵蚀。在这些年的执教中，我不断地让更多的人相信：作为理疗师，我们是最有热心和激情的一群人，我们应该为我们能够代表这样一门优秀的专业而感到幸运和自豪。

你和顾客的关系是无形的，但是确确实实会带你走向成功。最好的技巧不是用冰冷、非人性的方式将疾病有效地治好，而是你让顾客感觉到，无论有多繁忙，你对他们个人和他们的病症都有着足够的关心。想做到这一点，我的方法是学会倾听，不仅是听他们抱怨哪里不舒服。几个简单关于家庭、个人爱好的问题，就能够建立你和顾客之间的联系。

实话来讲，我做理疗的这些年，无论是否很劳累，我都喜欢去关心我的每一位顾客。从不同的角度，我和他们每一个人都有良好的私人关系，在我眼里他们绝非只是付钱的客户。如果你能够真心地关照你的顾客，为他们提供正面、充满支持的氛围，让他们可以充分获得安全感，可以毫无顾忌地告诉你他们的感受，这才是理想的、获得治疗的环境。

文字记录

我最近听一位理疗师抱怨其同事，"……她都不知道如何写病历"。（我们会很快涉及这部分内容，你不需要担心自己的问题。）无论是病历、初诊表格以及处理与保险公司有关的问题，很多理疗师对于必须使用专业的文字都感到焦头烂额，包括专业医学、法律、政府（员工薪水保险）或者个人保险等方面。

这些工作，的确需要很多特定的专业词汇以及交流模式，但是他们学起来并不会非常困难。这个主题不属于本书的内容范围，详细解释会过长，从按摩类杂志以及网络中可以找到很多相关的书籍和软件，从而很好地帮助你。不过，我还是想在这里做一点简单的讨论，希望能够帮助你解决一些困扰。本章的最后会有一些初诊表、置留权文件以及发票的样本，你可以根据自己的喜好选择性地借鉴。

同时，为你提供信息和建立专业形象，初诊表格是一个很好的方法，哪怕它只是为你自己所用。一些表格会相对正式，询问一些专业的医学、心理学、家庭病史、药物使用史以及其他个人相关信息。不过以我个人的经验，这样的方式未必会让顾客感觉很好，反而会使他们疑虑个人隐私是否被过度侵犯。我们的职责与专业的医生还是有区别的，询问过于私人或者敏感的问题，会让顾客感到不适。

无论你如何设计初诊表格，都应当为顾客在第一次就诊时，留有足够的时间去填写这些表格并与之交流。你可能会希望将表格在就诊前邮寄给你的顾客，不仅可以节省时间，还能让你和顾客在见面前就建立一定的联系。如果你在表格中阐述了取消条例，就应当尽可能地专业，保证你的顾客会尊重你的规则。在初诊表的模板中放置一些卡通插图，例如解剖结构，就是一个很不错的方法，从而让顾客清晰地了解到哪些区域可能会造成烦恼，也能消除你在进一步了解顾客身体情况时的尴尬。

一份医学留置权文件，能够为你在遇到个人伤病以及偶尔薪水方面的问题提供法律保障，你能够在问题平息之后，得到一定的补偿。

上面提到的病历（SOAP Notes），是在医学中被广泛用来记录顾客每次诊疗情况的笔记形式。通常保险公司和律师会让你提供这些病历的内容。SOAP是病历中需要包括的四个部分相应英文词汇的首字母。

S=Subjective（主观情况）——这部分主要包括病人阐述的症状及困扰，也可能是个人的主观感受，以及过去或当前造成问题的原因，还包括这些问题对于生活的影响，症状会在什么情况下缓解或加剧。让顾客自己评价疼痛的等级，通常用1（最轻）至10（最重）的衡量方法，这样能够帮助你了解治疗的进程。其他细节内容需要根据不同的情况进行较大的改变，但是要很小心地避免涉及无关紧要的信息。这些信息可能会被保险公司或律师在一些特定的情形下作出错误的解读，以帮助他们逃脱责任。

O=Objective（客观情况）——这部分主要是理疗师自己对顾客的观察，包括使用观望、触摸等方式，判断疼痛的位置、是否痉挛、是否粘连或者触发点。除此之外，还有肌肉是否不够强壮、运动幅度的限制、姿势等。你的一些观察，可能更适合放入第三个类别中（Assessment病情评估），依照前面的介绍撰写这部分内容就可以了。

A=Assessment（病情评估）——这部分是在前两部分信息的基础上，判断顾客在治疗中及治疗后的身体反应。可能需要包括对动作幅度的客观衡量结果，或者对疼痛的估计。因为保险公司经常会拒绝支付超过医学范畴的治疗方法，并且要求确切的治疗进度，因此问题得到改善的情况要写入这部分内容里。

P=Plan（治疗计划）——这里需要做出对未来治疗的建议，比如就诊频率、使用的不同治疗形式以及顾客需要在家中做的增强和拉伸的建议。这些建议能够在之后的理疗中提醒你自己。

这里提一些更具体的建议，可能会对你有所帮助。病历可以是简明扼要的，也可能是细致入微的。为了你自己的方便使用，这里建议将病历写得适当具体些。这样在顾客回诊时，能够让你马上拾起记忆。虽然我在物理理疗诊室中使用标准的病历程序，但在做私人理疗时通常不会使用这么正式的格式，不过这样的病历不会在与保险公司的交涉中出现什么问题。病历通常用作法律相关的目的，不可以打印。你的手写病历一般是可以被接受的，不需要另行复印。下面是一个范例。

S：詹妮弗在上一次治疗五天后回诊，日期为2007年1月10日。她表示右肩疼痛有了一定的改善，并且在开车时感到比之前轻松，ALC关节的疼痛得到了一定的缓解。她还表示疼痛等级在5~7。在上次治疗3天后，在搬运重物的时候她感觉过突然的阵痛，部位在肩后部。这样症状加剧的情况持续了大约36小时，但是于昨天感觉到明显的软化，而且情况在持续的改善中。她的态度较为乐观，每天大约做指定运动练习两次，并且感觉伸展和拉伸对肌肉的强化和内旋肌的拉伸有很好的效果。

O：她内外转动手臂的运动幅度有稳定的进步，可以弯曲到90度。在外旋内收的状态下，比正常幅度少15度；在内旋外伸的情况下，比正常幅度少23度。通过初诊，她右上头部有疼痛的触发点，通常会牵扯其右侧天顶，但最近疼痛不再反复。她右臂的外旋肌相对左臂依然较弱，可能是因为疼痛造成对移动的担忧。

A：从10分钟手臂弯曲开始，接着手臂可以做一些更多的理疗，相较于上次就诊，肌筋膜得到了放松、关节活动性增强。PNF拉伸对于内旋肌和外旋肌一直较为有效，并且放松得越来越快。在使用黄色理疗带做三组练习后，还是会感到疲劳，在疼痛等级减弱前，不能做更强力的按摩。区域会有微弱的酸痛不断反复，不过这是正常现象。在治疗后，需要15分钟的时间冰敷。

P：因为詹妮弗在每过4~5天都会有失去活动性的感觉，因此就诊频率应该定为每周两次，并且至少持续两周或者更多的时间，这样可以帮助她降低拉伸的难度。如果炎症减轻，可以从下一周开始更强的运动，可能需要增加强化其肩内收肌的练习。建议她减少在做动作时对自己的过度保护心理，我们讨论过这个情况。她需要在忍受疼痛的情况下，增强自己的活动性。

账单与收款

对于理疗师而言，这可能算是一个比较复杂的难题。市面上有很多书籍介绍这方面的内容，还有很多计算机软件为你提供最新的信息，包括让保险和法律相关事宜中可以被接受的编码。因为规则在各州都有所不同，而且一直在变化，这个部分只对较为综合的问题进行一些探讨，从而为读者带来相对宽泛的概念。在本章的最后可以找到一份账单的样本作为参考。

一项需要谨记的重点是，大多数保险公司都要求使用CPT编码，代表相应的治疗方法——比如97124就代表按摩，而97140则代表手法治疗技术。根据你理疗的时长以及技术和流程的组合方式，账单的制作可能是让人较为头痛的。不同的代码会得到不同的支付价格，以15分钟时长为单位，而且每增加一段额外的15分钟，单价可能会相应地减少。我很少遇到这方面的问题，因为我只是将编码、总时长以及我一般在相应时长中收取的价格报给保险公司。不同的州对不同理疗方法的支付价格有不同的规定。虽然你可能会找到最高限额，但是将你自己的价格报上去，如果需要降价再根据与保险公司交涉的结果进行。

当我刚开始人体疗法工作的时候，每个人都对未来保险公司能够更好地覆盖按摩理疗保持高涨的信心。而很遗憾的是，繁忙的工作和与保险公司交涉的烦恼，还有需要与私人保险公司交涉起来很麻烦的由车祸和其他问题造成的个人伤病，这些问题最终让理疗师无所适从。但是也有很多人能够很好地处理好这方面的问题，从而让自己得以专注于自己的专业范围。如果你很认真地想要做第三方恢复性理疗，你可能就需要购买一套结账软件，或者寻找相应代理服务公司的帮助。

如果在偶然的情况下，你必须直接面对保险方面的问题，也不需要被那些程序吓到。因为这也许能为你带来一些额外的收入，并且增加为顾客排解疑难的概率。可能这样说会让人感觉有些愤世嫉俗，但我一直认为保险公司并不真的希望支付那些钱，而是总会试图利用丢失账单或者降低赔付额让理疗师感到困扰。一定要确认账单中的每一个细节，不然你提交的账单很可能会被保险公司拒回，要求重新提交。很重要的一点是，你要正确地使用诊断编码和CPT编码（治疗编码）。而且，绝大多数保险公司要求税号，或者将你的社会安全号标注在你的账单上。

以上对于文字记录的有关信息，包括如何与保险公司交涉可能会很麻烦，而且必然会有一段通过错误学习的过程。你可能会发现，很多顾客愿意直接掏腰包来接受你的理疗。重要的一点是，你不要被这些不愉快的事情影响到你真正热爱的事业。你在疑难排解中的技术会为你带来发自内心的喜悦和满足感，相比较而言，保险公司带来的那点烦恼其实不值一提。

应用

虽然这部分内容可能有些逾越了本书的内容范围，但是这一章节我本来希望比之前的章节的概论更多介绍一些真正具体的问题。很多时候，你会使用同样的手法做全身性的按摩，但是有时也需要更细致地找到痉挛、纤维化或者紧张的部位，并精准地进行按摩。

相同的症状在不同人身上成因却迥异，这就需要不同的治疗手段来达到效果。有些人的主要问题可能是来自于柔韧性不足，也有些人是因为力量不够。那些基本的流程，很简单也相对安全。但是如果你发现自己想要更高层次的治疗方案，你可能需要购买一些关于运动医学的资料，找到相关伤病和治疗方案的具体介绍。

下面介绍的几种流程，同样提出增强柔韧性或力量的建议。像之前所提到过的，很多伤病都源自于力量或柔韧性不足；而且在没有解决这两个基本问题前，很难通过一两次按摩让身体恢复平衡。很多顾客会对做一些简单的练习就能改善自己的问题充满热情。

当为顾客推荐一些在家做的练习时，很重要的一点是，你需要确认他们会有意愿对自己的恢复负责任。很自然的一种心态是，顾客只希望通过治疗达到效果。所以，当他们表达出对练习的兴趣时，你可以为他们进行详细的讲解，而不要给他们过多的功课，以免造成负担。

如果发现很严重的炎症现象，在炎症减弱之后，再建议进行柔韧性或力量增强练习。运动量的增加要循序渐进，这样你就可以判断对伤病的影响。如果你让他们做五组练习，前四组可能是有益的，而第五组则相反，会加剧症状。而且，这时很难判断问题的原因。除此之外，当从简单的活动逐渐向更困难的练习过渡的时候，要注意增加的练习是否加剧了病症。这其实证明了力量或柔韧性上的不足。练习一般是有益的，只是可能暂时需要减小运动量。

如今各种训练，如普拉提、水疗以及其他练习包括瑜伽、健康理疗，已越来越普遍地被接受，你也可以建议顾客通过这种方式进行自我治疗。如果你能够通过学习了解更多关于这些训练的知识，并且可以提供恰当的建议，你的理疗工作会更加受到大家的认可。

◎ 大多数四肢的伤病只会发生在身体的一侧，但是这里建议在对其进行强化和拉伸的同时，不要忽略另一侧。一些学生对此提出过问题，如果在一侧膝关节出现伤病，而同时对两侧的腿进行强化训练，可能会对健康一侧的膝关节造成过大的负担，导致不平衡。实际上，没有受伤的膝关节本就需要更加强壮，来承担另一侧的力量损失带来的负担。研究表明，力量不足的一条腿强化速度会比正常的那一条要快，因为人体的重量对弱侧造成的压力更大。当然，你可能需要建议弱侧腿做相对更多的动作。另一个两侧一起强化的好处是，你可以评估两侧之间力量的差异。

足踝

根据我们理疗室的观察和经验，足踝是人体各部位中最容易受伤的地方之一。足踝扭伤是最常见的伤病，而按摩对于这种伤病的快速愈合能起到关键性的作用，从而优化局部血液循环，减少肿胀。顾客有时会在足部扭伤后，立即打电话寻求按摩治疗。其实在绝大多数情况下，最好是等待开始的急性炎症期缓解一些再进行软组织按摩。根据伤病的严重程度，可能需要少至一天、多则一周的时间。在刚刚受伤后，最好的早期治疗方法是让顾客将脚踝抬起，使用一定的压力减缓肿胀，并且频繁地进行冰敷。

◎ 警告：即使相对轻微的扭伤都有可能伴随着骨裂的问题，因此在做治疗之前，为了稳妥起见，应当先做X光检查。大多数踝部扭伤都不会非常严重，但是有一种较为罕见的情况必须注意：最常见的因踝部扭伤造成的韧带拉伤一般发生在距腓前韧带，这条韧带连接踝后部与距骨。即使非常罕见，在严重的扭伤时，这条韧带也可能会在本身没有受损的情况下，从距骨或者腓骨连接处拉开。通常在这种伤病发生时，病人会听到"pop"的一声响。虽然理疗师在遇到一般扭伤的情况时，最主要的目的是让踝部在不断运动中恢复。但是在这种情况下，要先防止足部运动，保证韧带能够重新连接。如果你有任何疑虑，都可以要求在允许踝部运动前先做X光检查。

当你感觉到扭伤的脚踝已经准备好做理疗时，如果还是有一定的肿胀或者变色，最好的方法是首先用轻抚法增强血液循环，以消除肿胀。这是因为，理疗不应该在疼痛中进行。接下来再使用深层疗法，缓慢温和地增加脚踝的移动能力。一般在伤病一周或几周之后，根据情况开始深层疗法，能获得最好的效果。如果你的顾客有跛脚的情况，并且一定时间后还没有好，你需要在伤处做深层按摩，使之恢复正常的状态。理疗能够重新调整身体的平衡，然后让足背屈和跖屈更加顺畅，可以与胫骨成一条直线。

软组织治疗方案

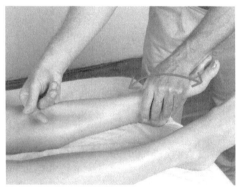 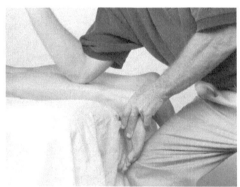

图5-1a　　　　　　　　　　　图5-1b

图5-1a和b　放松小腿前与腿肚肌肉

先从对足踝上方部位功能恢复做起：包括小腿前和腿肚都会有一定的僵硬。在前面的胫骨前肌和在后面的腓肠肌与比目鱼肌都有可能变得僵硬，导致移动不便。使用俯卧（将足部搭在按摩台侧）或仰卧姿势，首先被动地拉伸足部，感觉哪一部分肌肉组织僵硬或者隆起，专注于对这些部分的按摩。在被动地移动足部与踝部之后，让顾客主动尝试做一些足部屈伸的动作。这能够让他们独自感受对按摩的反应，然后逐渐恢复自己的行走习惯。

用重力进行理疗

关节在接受承重治疗的时候，会表现得很不一样。这大概是更多日常生活自然暴露的状态。你会发现，偶尔让顾客站起来进行深层理疗会有很好的效果。你能够快速地确定受限制的部位，而你的顾客会马上体验到不同的感觉。

图5-2a和b　软化跟腱

跟腱通常会受脚踝扭伤的影响。可能在之前的事故中被扭曲过，或者因为脚踝在愈合中的不灵活而变得僵硬。在抑制跟鞘的同时，用手指或指关节对任意一侧跟腱进行按摩。

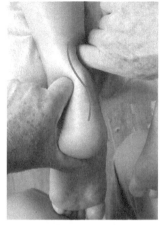

图5-2a　　　　　　　图5-2b

图5-3　深层提拉跟腱

本图演示了一种接触肌腱前端，以及将其从胫骨向上提拉的方法。

图5-4　俯卧姿拉伸关节

将顾客的足前端放至你的腋窝下，可以用双手进行按摩，并且拉伸小腿肌肉，然后将你自己的重量用在跖球上。

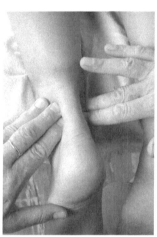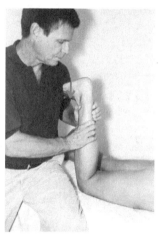

图5-3　　　　　　　图5-4

图5-5　站姿踝部韧带按摩

足部弯曲的能力经常因为脚踝前面与胫骨的连接受到限制。为了检查活动能力受限的程度，让你的顾客在站姿状态下向前弯曲其膝关节，足跟要保持向下，与拉伸比目鱼肌时的方法一样（见图5-10）。这还能告诉顾客受到的限制，以及你的理疗对她产生的好处，通常能够改善灵活性。固定韧带或者任意感觉到限制移动的部位，然后让顾客向前屈膝至最大幅度，同时足跟向下。

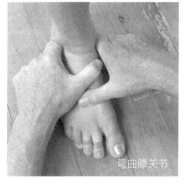

弯曲膝关节

图5-5

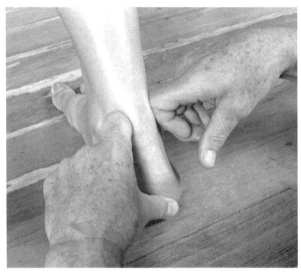

图5-6a

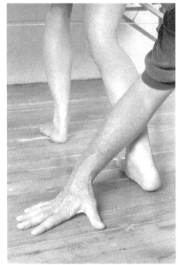

图5-6b

图5-6a和b　站姿跟腱与腿肚按摩

用手指或指关节对跟腱进行按摩，而对腓肠肌和比目鱼肌则要使用前臂，在按摩的同时要让顾客屈伸踝关节。

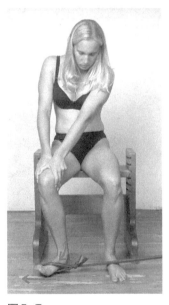

图5-7

增强方案

图5-7　踝部外翻能力加强

虽然内翻也很有用，但是用外翻增强肌肉是最重要的方法。因为这些肌肉对于踝关节的稳定性，以及预防伤病有很重要的影响。注意将膝盖向右弯曲一定的角度，并且由顾客自己尝试稳定用踝部做所有的动作，而不是借用髋部或者膝部的力量。可以用弹力带，这种绳子在大多数医学用品店都可以购买到，有不同的阻力可以选择。开始将踝部处在内翻状态，然后缓慢向外翻。一般从一组5次开始，最终增加到3组各10次。

图5-8 踝部背屈能力加强

对前面部分肌肉进行增强，顾客应
当将足部从足底处固定，然后背
屈和跖屈对抗阻力，最多做3组各
10次。

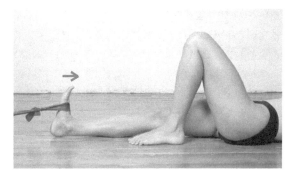

图5-8

对于跖屈，你可能需要指导你
的顾客将弹力绳固定在踝部上面，
然后向阻力反方向延伸。但是，通
常简单地抬动大脚趾就可以。以双
腿开始，逐渐换成单腿大脚趾上抬。

恢复的目标是让两侧均衡受力，哪怕只是抬动单侧的大脚趾。

拉伸方案

图5-9 腓肠肌拉伸

面对墙壁使用俯卧撑姿势可以拉伸到腿后的腓肠肌。指导你的顾客使双脚舒适地保持平衡，
足跟部位要固定在地上，然后缓慢地前屈。此时，膝关节不能同时弯曲，这样才能感觉到腿
肚肌肉的拉伸。

也可以站立时，前脚向前迈一步，让足跟向下至低于足部1、2英寸的位置，让另一条
腿承担一部分体重，这样小腿肚就不会被过度拉伸。虽然很少见，但是这样的拉伸有可能会
造成跟腱的疲劳甚至断裂。

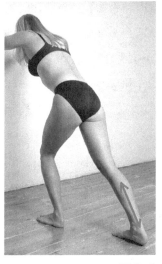 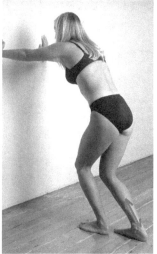 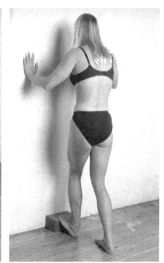

图5-9   图5-10   图5-11

图5-10　比目鱼肌拉伸

将后腿的膝关节弯曲，能够将比目鱼肌暴露出来，并对其和跟腱集中进行拉伸。和前例将全身前屈不同，这里顾客必须缓慢地屈膝，同时将跟部保持在地面上。

图5-11　比目鱼肌拉伸另一种方案

将跖球放置在一个木砖或类似的物体上，可以更多地拉伸跟腱和比目鱼肌。指导顾客缓慢地向前弯曲膝关节，同时脚不能离地。

足底筋膜炎

足底筋膜炎已成为越来越普遍的一种问题，尤其对于喜欢一些运动的人来说，总是受此问题困扰。但是这种问题并不完全是运动导致的，因为我见过超过45个这方面的病人，其中一多半都不是专业运动员。这个问题更容易发生在老年顾客身上，因为他们足底特别是足跟前面，必须适当减少一些过分剧烈的活动。按摩被证明对于这个问题极其有效。

在这里有必要说明一些与医学对抗疗法不尽相同的治疗建议。一般的医学建议是休息，并停止一切可能加重症状的活动。病人通常会被指导一直穿鞋，以保持相对中立的状态。有时，可的松注射或者非固醇类的药物会被推荐使用。相对新的案例中，这样的做法一般是成功的，但是在病人恢复正常活动后症状很可能会再次反复。疼痛的成因是紧张、僵硬的足底筋膜以及小腿肚肌肉。药物和休息能让症状得到缓解，但是如果这些原因没有得到改善，病情的反复就在所难免。

我的学生经常会告知对足底筋膜炎的高成功率，尤其是顾客还能够在家中按时、按要求做各种软化、拉伸足底肌筋膜的动作。这些动作和深层软组织理疗一样重要，不可能希望仅通过一周一两次的按摩就能够完全解决造成疼痛的肌肉紧张。那些愿意配合在家中做足功课的顾客，会得到最成功的效果。

软组织治疗方案

使用和第三章中按摩足底筋膜炎一样的方法（见图3-7~图3-9），但是要按摩得更加缓慢和细心。记得大多数急性疼痛都源自于对足前部和小腿肚的肌肉紧张，在这两个部位花更多的时间而不是直接按摩痛处。

图5-12　治疗足底筋膜炎

很重要的是，要拉伸肌肉组织，而不是用过多的润滑油，然后在肌肉紧张处滚动。用你的另一只手弯曲脚踝以及大脚趾，能够得到更大程度的拉伸。要小心不能过于用力，炎症可能会在几天后才出现。在确定顾客能承受的范围后，再适度增加强度。指导顾客在他们回家后使用冰敷至少十分钟，或者在你对其他部位理疗时直接用冰也行。

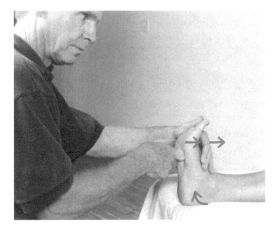

图5-12

拉伸方案

因为疼痛主要来自于足跟部位，人们总会将重量更多用前脚掌承受以减轻痛苦。这样会使小腿肌肉的紧张更加严重，最终加剧病情。小腿肌肉的拉伸方法，可以在图5-9~图5-11中找到，每天做几次那样的动作非常重要。让顾客不要每天早晨第一件事就去拉伸，而是做一些简单的运动，等待彻底热身、肌肉完全准备好之后再进行。尽管顾客通常会被指导在家中穿着软鞋，我发现他们会逐渐变得过分依赖鞋子，而且使这里介绍的动作些许变形，导致疼痛。当然，首要任务是不能让伤处的炎症进一步加重，但是循序渐进地让脚在不穿鞋的情况下，向不同的位置缓缓移动，会加快恢复正常走路的速度。

软化足底肌筋膜是最关键的一步。让你的顾客将足部在高尔夫球或者足部按摩器上一天滚动几次，保持肌筋膜柔软，也可以用空饮料瓶代替。在进行过理疗之后要对可能出现炎症的部位进行冰敷，而且只要可以就进行，一般在上床前最合适。

对于一些更严重的情况，足科医生会帮助设计校正手术，或者指导病人自己校正，都非常有效。在使用这种方法之前，你的顾客可以先尝试用足跟杯，足跟杯可以在很多体育用品商店买到。

足底筋膜炎是相对恢复很慢的病症。对你的顾客做按摩时，也要让他们保持良好的态度，不要放弃。一些理疗室会发现很难成功地建议顾客进行更频繁的治疗，但是要想办法让肌肉组织保持柔软，让理疗的效果尽可能稳定，而不是等到问题加重后再进行治疗。如果你的顾客对于全身按摩感到很着急想更多地针对其足部的问题，你可以多为他们安排一些短疗程，只对足部进行理疗。

膝关节

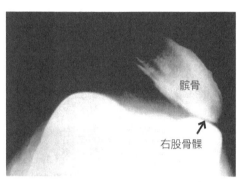

髌骨

右股骨髁

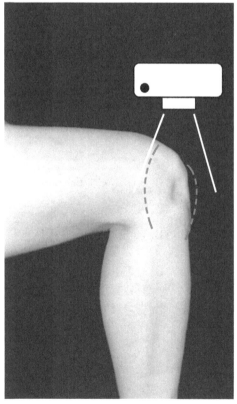

图5-13

髌骨调整

图5-13 糟糕的髌骨轨迹（X光片与图片）
这张X光片和图片所展示的角度，完美地演示了让膝关节和髌骨拥有受力平衡有多么重要。这位顾客表示自己在下楼时会伴随膝关节疼痛。这张X光片从右膝上方拍照，并让膝关节弯曲至类似下楼时的状态。

可以看到髌骨因为腿外侧肌肉紧张被侧拉至股骨外缘凸起的部分，而不是在其原本所处的凹面沟中。每次下楼时，他被髌骨与股骨的凸起部分摩擦，造成疼痛。

这里有两种问题的成因。首先是腿外侧肌肉和筋膜有紧张和僵硬的现象，尤其是髂胫束和股外侧肌。这些短肌肉会在膝关节弯曲并承受体重时收缩，它们会翘起并向外侧拉髌骨，髌骨这时不再于股骨凹面沟中滑动，它在每次膝关节弯曲时，都与侧面的凸起发生摩擦。侧面的肌肉必须进行拉伸，而且每一块肌肉必须单独进行按摩，目标是将这些肌肉拉长，并将其与其他肌肉部分分开，按照每块肌肉用力时的正确方向进行按摩。

第二种成因是由于股内侧肌的力量不足，不能够正常地履行自己的职能，将髌骨向内侧拉动，让其能够在股骨凹面沟中滑动。单独强化股内侧肌，将其侧面部分软化、拉伸能够帮助问题的解决。

并不是所有的关节问题都能很容易被演示出来，但是记住这张图，作为一个力量不足或纤维化的肌肉会对关节的正常机能造成影响。对于解剖结构、运动机能学的了解以及精准的深层按摩技术，可以在治疗这方面问题的时候收获意想不到的效果。

软组织治疗方案

对于膝关节部位的按摩帮助髌骨在滑动时与股骨及胫骨成一条直线，可以得到很多好处。如果髌骨在滑动时出现问题，最常见的成因是大腿外侧肌肉的紧张。股外侧肌和髂胫束可以在膝关节做动作时，将髌骨向外侧拉动，这通过之前的X光片可以清晰地看到。膝关节的运动需要很多肌肉、肌肉群同时作用，包括内收肌、伸肌、腘绳肌和股四头肌群，过程十分复杂，任何一部分肌肉的紧张或力量不足都会给膝关节带来不正常的旋转力。而且肌肉之间有覆盖或粘连的情况，有时会让每块肌肉无法起到各自的作用。在这种情况下，几块肌肉可能会作为一个群体而不是单独用力，这样会将膝关节向不确定的方向拉动。即使在顾客感到僵硬的时候，用手指将几个肌肉部分分开也会比较有效，但是更好的方法是在你自己感到限制的部位，并让顾客做膝关节屈伸时进行区分。可以用这个技术区分和明确任意前肌、后肌、侧肌和中间肌等肌肉部分。

图5-14　按摩膝关节

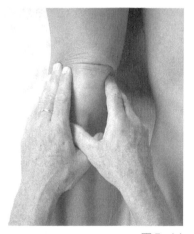

在开始对髌骨部位进行按摩前，应先触诊这个区域，找到紧张及纤维化的地方。理想状态下，髌骨应该可以在膝关节屈伸时从近端向远端移动。用你的手轻轻按在髌骨上，并要求膝关节做动作以检查它的轨道。除了上下移动，髌骨是否还有顺时针或者逆时针方向的移动？测试外侧与内侧的灵活性，记得髌骨只会在膝关节伸展至最大幅度的时候才有那样的移动。用手指柔软处在髌骨的四周按摩，软化任何僵硬的地方，并且让膝关节能够向不同的角度伸展。小心，不要将髌骨压进股骨与胫骨之间。

图5-14

髂胫束

对髂胫束的按摩几乎一定会给下背部和膝部带来好处。对于运动员来说，这部分肌肉经常会比较短且紧张。第一个方法就是将其拉长，然后将髂胫束、腘绳肌

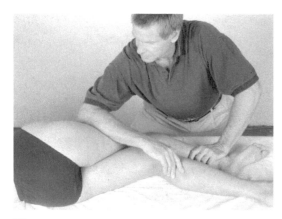

图5-15

与股四头肌分开，单独进行按摩。

图5-15 软化髂胫束

以倾斜的角度进行按摩，由阔筋膜张肌一直向下，与膝关节相交。如果用前臂进行按摩会感到疼痛，可以用手指肚来做。这个按摩一定要缓慢、小心翼翼地进行，每条腿都至少需要15分钟。让膝关节伸直或弯曲会增加效果，你可能需要将枕头放置在两膝中间。

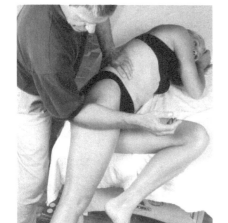

图5-16

图5-16 另外一种拉伸髂胫束的方法

如果位置对于你的顾客来说比较舒适，这是一个用来拉伸髂胫束比较有效果的方法。让你的顾客侧卧，这样她的腿就可以悬在按摩台外，由重力达到向下拉伸的效果。这个也可以在按摩台侧面来做，但是有可能会对脊椎有扭曲的作用力。

警告：如果你的顾客有下背部疼痛问题，这个姿势是不可以使用的。

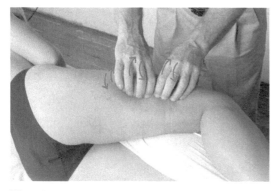

图5-17

图5-17 转动与提拉髂胫束

抓住整条髂胫束，缓慢将其前后滚动，你就可以看到其从股骨上被拉起。

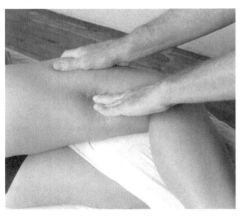
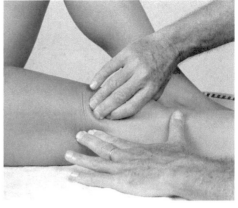

图5-18a　　　　　　　　　　　　　　图5-18b

图5-18a和b　分离髂胫束与肌肉群

这是一种较为强烈的按摩法，但是非常有效果。向你的顾客解释，你在做什么以及你为什么这么做。最重要的目的，是让髂胫束从其他周围的肌肉中区分出来。用手指或指关节，小心地向上按摩肌肉的边缘。主动或者被动地弯曲膝关节会帮助你找到粘连的部位，限制顺畅地做动作。想象每个部分的肌肉相互交错，观察髂胫束在腘绳肌和股四头肌之间，以及这些肌肉群如何彼此在髂胫束拉长或缩短时运动。弯曲膝关节能够相对于髂胫束拉长股四头肌，而当伸展膝关节时则会拉伸腘绳肌，缩短股四头肌。

内收肌按摩

图5-19　内收肌按摩

对于内侧部分的肌肉进行按摩，可以帮助建立膝关节受力的平衡。让你的顾客缓慢地移动，将其膝关节前屈同时髋关节屈曲，或者伸展小腿让膝关节伸直。明确区分每一块内收肌与腘绳肌或与股四头肌。开始让膝关节弯曲，然后伸展小腿可以最好地将内收肌从腘绳肌肌群区分开来；相反，从膝关节伸直开始，让顾客弯曲膝关节，可以很容易地从股四头肌中找到内收肌。

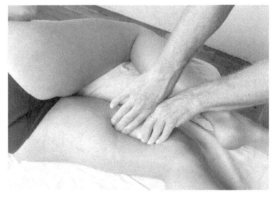

图5-19

　　注意：侧卧姿在这里是最有效的姿势，因为这样会有更多的腿部位置可以选择。髋部与膝部可以做各种屈伸动作，注意上边的腿可以用枕头作支撑。

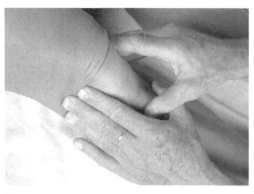

图5-20

膝部运行轨迹

图5-20　髌骨运行轨迹

股四头肌的按摩对于解决膝部疼痛的问题可能是最重要的。一般如果你让顾客抬高膝盖，就能够感觉到髌骨在转动或者被拉向一侧，还可能感觉到整个股四头肌由于紧张不平衡地收缩。这个可能会造成膝关节深处扭曲或者受限制的髌骨在股骨上方的移动。一开始用前臂手法做大面积理疗，顾客被动地躺着能够

有效软化股四头肌。在开始的大面积按摩结束后，将手指或指关节放在膝盖的两侧，将股四头肌的各个部分分离出来，然后让顾客提膝，向髋部滑动。你可以感觉到不平均的扭力，此时在这里施加压力迫使膝关节的移动恢复直线。

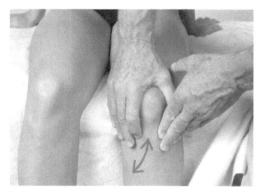

图5-21

图5-21　坐姿膝关节放松方法

让顾客坐在按摩台边，固定疼痛的地方，或用你的手指限制移动，然后让顾客伸展膝关节。对于更加严重的情况，应停止完全伸展以减少炎症的可能性，炎症会因为对髌骨的施压形成。

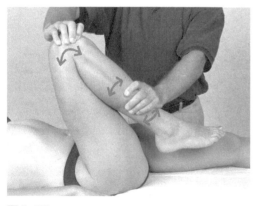

图5-22

图5-22　膝关节最大屈曲法

屈髋可以允许更大幅度的拉伸，以及在对膝部周围的软组织及逆行进行理疗时转动膝关节。这样更多的是在拉伸膝关节而不是上方的股四头肌，理疗师的另一只手可以转动胫骨，间接造成股骨转动。

图5-23　膝关节后部按摩

在膝部后方进行按摩，如果你感觉腓肠肌或腘绳肌的肌腱需要按摩，让膝关节稍微弯曲，从而软化这部分区域，让你能够触及。腘肌和跖肌虽然对于膝关节的机能没有起到关键的作用，但也有可能会紧张或者发炎。柔和地对这些肌肉进行软化和拉长，可能会更好地帮助缓解膝后疼痛。用手指柔软处缓慢地按摩。通常膝后的疼痛是因为膝部滑膜囊积水，而不是肌肉的紧张。这种情况对按摩的反应会没有那么好。但是通过屈膝，固定腘绳肌，然后伸直腿拉伸腘绳肌的方法，也可以起到一定的作用。记得腓肠肌与膝关节相交的部分，可能会对膝关节的机能造成影响。检查腓肠肌的某一端是否比另一端更紧张，这样也会造成疲劳。如果是，可以对其进行按摩。

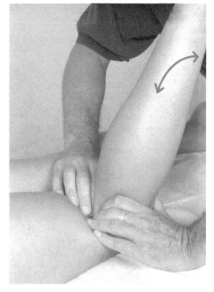

图5-23

增强方案

关节的疼痛经常会通过被抑制的神经传递至肌肉，最终造成肌肉的萎缩和变弱。肌肉力量不足是造成小型急性伤病的原因之一，有时还会转化为慢性炎症。每天简单地运动5~10分钟，就可以大幅度缓解这种状况。

膝关节的疼痛可能是因为膝部运动的几组肌肉间相互作用不够稳定或者力量不均衡。我所见过的顾客中，膝关节疼痛90%都能依靠运动和增强方法得到明显的改善。浅层软组织按摩虽然有一定效果，但是不如前者的效果那么明显。

在早期增强的阶段中，患有炎症的膝关节可能难以承受移动带来的痛苦，直到炎症消除。最安全的方法是先从静力训练开始保持膝关节不动，逐渐增加膝关节屈伸等更复杂的练习。

图5-24　等长收缩增强膝关节力量

对于急性疼痛，第一步应该是简单地静力收缩股四头肌。膝关节要伸直，但要比最大幅度小一点。用毛巾卷垫在膝关节的下方，可以集中对股四头肌进行收缩。

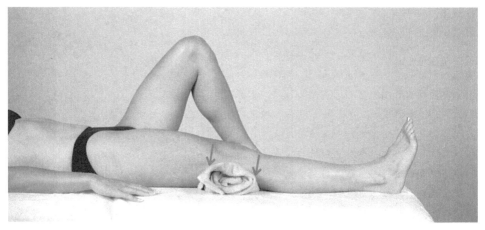

图 5-24

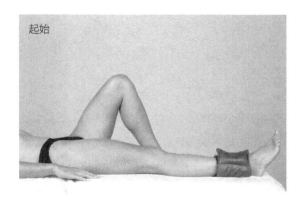

起始

图 5-25a

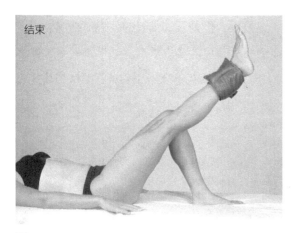

结束

图 5-25b

图 5-25a 和 b　直腿上抬增强股四头肌力量

直腿上抬是最有效的增强训练，这样的动作可以集中于股直肌。股直肌也是髋部的屈肌。除此之外，动作可以加强整个股四头肌群。这里膝关节完全伸直非常重要，这样能够让股内侧肌完全收缩，以稳定髌骨。脚踝可以增加一些外力，一般在1~12磅（1磅约为0.45千克），最多可以做3组各10次的训练。当3组10次的训练感觉简单时，增加重量。

移动的速度要慢甚至可以在最顶端和最低端停顿几秒。注意另一侧的膝关节应当屈起，可以保护和支撑下背部。将毛巾卷成卷儿，放置于下背部下方，以提供更多对腰部的支撑。

在顾客已经完全能够承受直腿增强训练后，可以增加一些更高难度的练习，使其逐渐恢复到正常状态。

图5-26a和b　腿部拉伸增强股四头肌力量

从膝部弯曲少于90度开始，伸展膝关节到比极限幅度小大约5度。练习中限制屈伸的幅度，一般被称作"股四头肌短缩"。在接近极限伸展幅度的时候，可以防止在股四头肌收缩时，髌骨与股骨之间的压迫。这些练习可以在踝部增加额外重量或者使用器械，只要重力不超过承受能力即可。

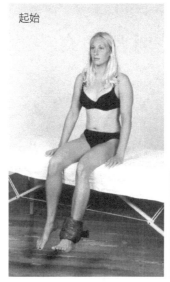

起始　　　结束

图5-26a　　　　　　　　图5-26b

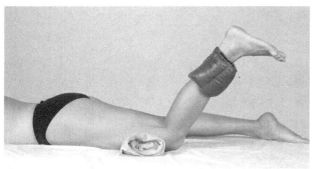

图5-27a

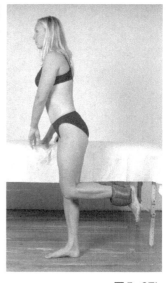

图5-27b

图5-27a和b　腘绳肌卷曲的另一种方法

两个训练方法都要从膝关节伸直开始，然后缓慢地弯曲至90度。额外增加脚踝重量1~10磅，练习量为3组各10次。注意在俯卧姿势时，你可以用枕头支撑关节，以减小对髌骨的压力。

　　对于大多数人而言，对股四头肌和腘绳肌的按摩都是很有效的。如果顾客的病情较为顽固，可能全方位地增强膝关节部位的肌肉会有帮助。如果需要，下面的练习可以在一两周后增加进来。

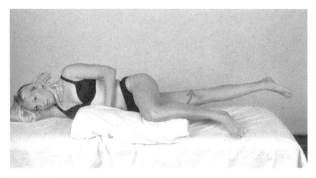

图5-28a

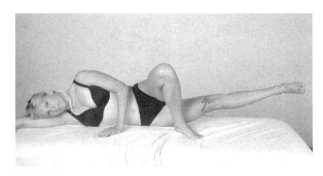

图5-28b

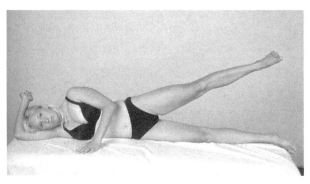

图5-29

图5-28a和b　内收肌增强的另一种方法

一般情况下，不需要增加额外的重量。将上方的腿向前放置到最舒服的位置，对于患有下背部疼痛的人，可以用枕头支撑膝部，向前弯曲以减少对下背部的使用。将下方的腿从按摩台上提高16~20英寸。这样的训练可以按照3组各10次的量进行。

图5-29　内收肌增强

下方的腿可以向前弯曲以增加稳定性。

拉伸方案

图5-30a和b　股四头肌拉伸的另一种方法

将脚踝向臀肌附近提拉，保持姿势45秒。用手握住脚面，这时髋关节向后伸展得越多，对于股直肌的拉伸就会越强。

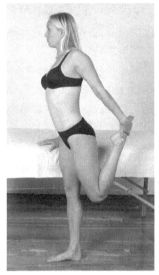

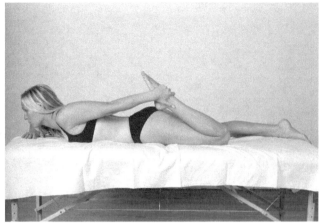

图5-30a   图5-30b

图5-31 不恰当的股四头肌拉伸法
用另一只手拉伸会造成膝部或下背部的疲劳。

图5-32 股四头肌拉伸以保证身体平衡
这个拉伸对于无法直接够到脚踝的顾客很有效。

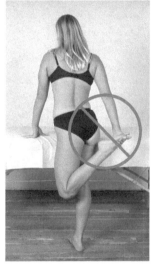
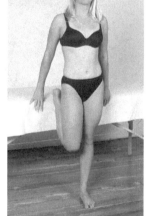

图5-31   图5-32

图5-33 侧卧股四头肌拉伸法
侧卧也是很有效的拉伸股四头肌的方法，没有体重需要承受，可以让髋关节伸展得更多，达到更强的拉伸。

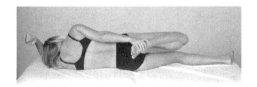

图5-33

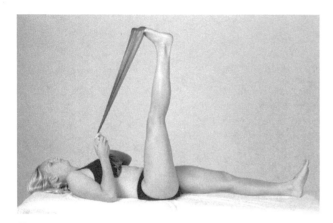

图5-34

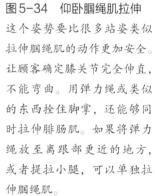

图5-34　仰卧腘绳肌拉伸

这个姿势要比很多站姿类似拉伸腘绳肌的动作更加安全。让顾客确定膝关节完全伸直，不能弯曲。用弹力绳或类似的东西拴住脚掌，还能够同时拉伸腓肠肌。如果将弹力绳放至离跟部更近的地方，或者提拉小腿，可以单独拉伸腘绳肌。

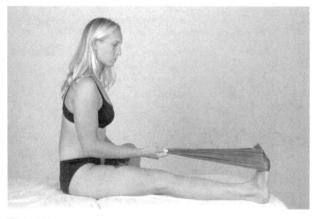

图5-35

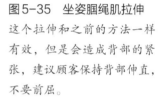

图5-35　坐姿腘绳肌拉伸

这个拉伸和之前的方法一样有效，但是会造成背部的紧张，建议顾客保持背部伸直，不要前屈。

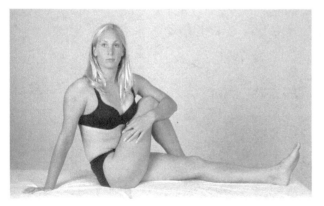

图5-36

图5-36　髂胫束拉伸

保持背部挺直将膝关节向另一侧拉动。

图5-37 内收肌拉伸
这个拉伸是在仰卧时，将臀部靠在墙上，然后将腿分开，用重力拉伸。这个姿势也可以翻过来用坐姿，但是会对背部造成压力。

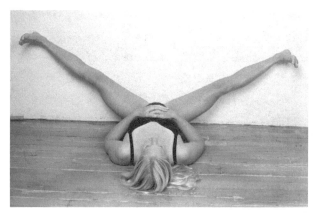

图5-37

网球肘及高尔夫球肘

网球肘（上髁炎）以及高尔夫球肘（内上髁炎），基本上都是肘部内侧或外侧的肌腱出现炎症。不要被它们的名字所困惑，这在一般人群中也十分常见，而且会使人变得很脆弱。知道如何处理这些情况能够让你的按摩理疗更加成功。这两种情况都与肘部内侧或外侧的伸肌和屈肌的紧张与力量不足有关，一般是在做一些不习惯的活动时过度使用前臂力量导致的，例如擦地、移除树篱。早期症状经常会在几次治疗后消失，没有必要做增强或者增加柔韧性的训练。但是如果问题属于慢性，治疗的流程可能更长，而且会需要顾客在家中加入更多拉伸、增强以及防止炎症的日常动作。

软组织治疗方案

图5-38 网球肘治疗策略
僵硬的旋后肌群是造成网球肘的元凶，但是按摩时需要软化所有手臂上的肌肉，包括下面的肱三头肌。更加严重的情况是外上髁疼痛可能会非常剧烈，对日常活动造成很大影响，甚至不能刷牙及握笔。软化整个手腕部分的外旋肌，包

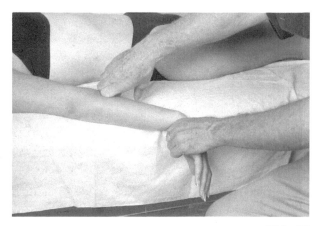

图5-38

153

括肌腹部位也很重要。理疗师可以操纵手腕做旋前、旋后或者屈伸等动作，从而对特定肌肉进行拉伸。对柔软的点进行横向按摩法的按摩，并和顾客解释这可能会造成一两天的酸痛。但是不要试图一次做过多，多次少量治疗会更加安全和有效。注意手腕是弯曲的，而且向下翻，这样可以拉伸旋后肌和外旋肌。让你的顾客提拉自己的手腕，对抗你的阻力，能够帮助你确定问题的具体位置。在做一般按摩之外，记得要对肌肉组织进行拉伸，而不是简单地在上面滑动。对于不同的肌肉，单独用手指进行按摩，然后对肘部上方的关节做一些减压的疗法。

要告诉顾客持续拉伸和增强肌肉的方法，以避免运动造成疼痛，而且要频繁地使用冰敷。

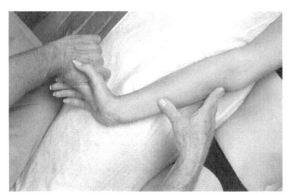

图5-39　高尔夫球肘治疗策略
这部分的按摩法与对待网球肘的方法相近，但是是对于手臂的内旋肌部分。注意手腕要处于伸展和上翻状态，可以对内旋肌和旋后肌造成拉伸。

图5-39

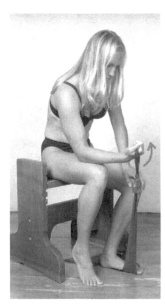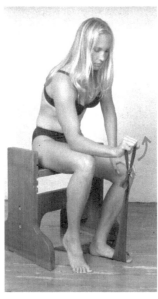

图5-40a　　　　图5-40b

增强方案

图5-40a和b　前臂屈肌加强——手心向上；前臂伸肌加强——手心向下
使用有弹力带或者外力，让顾客的手腕弯曲或伸展。他应该一开始用很小的阻力，做1组5次的训练，确定手腕是否足够强壮。通常情况，疼痛一般会在第二天爆发，所以顾客应该保守增加阻力。

拉伸方案

图5-41a和b 拉伸前臂屈肌——手心向上；拉伸前臂伸肌——手心向下

肘部需要完全伸展，同时腕部要下弯。手部需要被向身体的方向拉动，手掌先向前，然后向后。这些拉伸可以做30秒。顾客不应该一次过度拉伸，但是每天要多重复几次这样的动作。

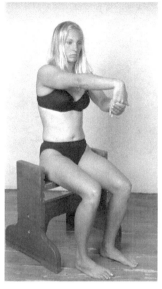 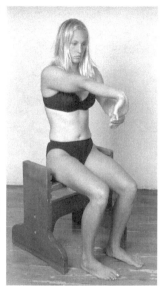

图5-41a   图5-41b

腕管综合征

对腕管进行软组织按摩和对网球肘的按摩很相似，但是因为它包括了一些对神经的压迫或者阻断而更加复杂。首先，做好医学诊断很重要，要确定症状的确发生在腕管，不是来自于肌腱。这是一个严肃、复杂的情况，某些理疗室中对腕管治愈做出的保证是不负责任的。如果你不能够些许地减缓一些症状，就不会让你的顾客感到放心，反而会对安全性产生怀疑。即使很好的治疗方法，腕管症状也很难在没有找到真正原因之前被彻底治愈。网球肘可能是由偶然的伤病造成的，而腕管综合征则更多的是因为长期对手腕不当、过度的使用。这种问题会较复杂，症状还可能会延伸，造成颈前或胸部肌肉的紧张，或者压迫胸廓出口的神经。因此应当请神经科专家做一个神经方面的检查，以最准确地找到哪部分神经遭到压迫或损伤。

这并不是说，深层软组织按摩对于腕管综合征用处不大。它的确也能达到医疗无法达到的效果。治疗需要覆盖锁骨和斜角肌的区域，一直顺着手臂向下，穿过腕部到手掌。查看图3-104~图3-107，学习关于斜角肌和胸廓出口的按摩方法。由手臂向下，对肘上方的肱三头肌着重进行按摩。对伸肌和屈肌做缓慢、小心的按摩，然后逐渐达到腕部和手部。

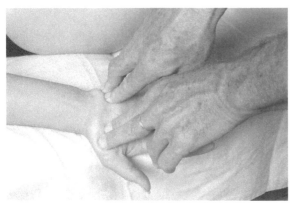

图5-42

图5-42　腕管按摩

目标是让腕部肌肉组织减压和软化。对腕部各部分进行详尽按摩都是很有效的，而且很少会有疼痛出现。要小心不要按压到正中神经，这条神经会穿过腕管。让你的顾客如果感觉被触碰到神经要及时提醒你，比如有麻木、刺痛感等。按摩使腕管打开并拉宽，可以拉伸到手掌的肌肉。

下背部

由于下背部紧张或轻微的疼痛偶尔导致运动吃力是很正常的，按摩可能是解决这个问题的最好方法。一般来说，很多更严重的下背部疼痛都会对按摩有很好的反应。但是每个人都不一样，对于一些人很好的灵丹妙药，可能对于其他人却未必是。极重要的一点是，你要将缓解症状作为主要目标，而不是彻底治愈。不要对疼痛的部位过度按摩，也不要给自己过大的压力和过高的预期。

对于背部疼痛伴随的其他一些症状，包括坐骨神经痛，没有一个快速、硬性的规则说明该如何治疗。最安全的方法是对下背部及骨盆做综合理疗。让顾客处于无痛的卧姿下，着重进行按摩。你可能需要额外的枕头做支撑，让顾客变换不同的姿势，以免在一种姿势下坚持的时间过长导致僵硬。对于腰方肌、旋肌、髂胫束和腰大肌的按摩，可以参考之前章节中详细介绍的方法。

虽然大多数人会觉得按摩对其背部疼痛改善明显，并对你表示感激，但也要准备应对一些进展很慢甚至症状加剧的顾客。有时症状加剧的情况会在按摩后几小时或几天后出现，这并不是表明你的按摩有问题。因为这些症状更有可能是其他因素造成的。如果你能够仔细按摩则不会对背部造成伤害，一般不适症状会在一两天后消失，并且病情得到改善。很重要的是，让顾客对这样的可能做好准备，让其遇到类似的情况不必惊慌，只需要和你联系，说明情况即可。

因为背部和骶髂关节的结构非常复杂，它们所伴随的病症在这里只会介绍一些综合、安全的方法。一般来说，花5分钟的时间简单指导顾客如何稳定骨盆以及学习正确的姿势，要比做几个小时的理疗都重要。而且花些时间确定问题产生的原因也是很值得的，不要只是死板地做按摩，这样症状很可能还会反复。注意第四章中指导如何从坐姿站起的方法。

软组织治疗方案

下背部的疼痛一般会出现在一些僵硬的肌肉中。缓解这些肌肉的紧张能够在很大程度上减轻疼痛，但是仅增加肌肉的柔韧性却会降低关节的稳定性，因此要在两个极端中寻找平衡点，才可以得到很好的效果。下面以及下一章中的一些练习，可以帮助顾客在找到柔韧性与稳定性之间平衡点的基础上缓解疼痛。

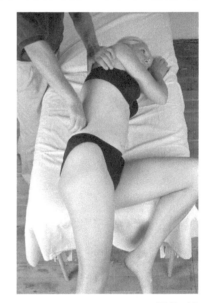

图5-43

图5-43 拉伸腰方肌

对腰方肌的按摩和一般的按摩方式相同，应注意不要施加太多大面积的压力，因为浮肋和肾脏都在这一区域。用手指或指关节，集中对肌肉的起点、末端以及肌腹等部位进行按摩。一个在按摩腰方肌时的关键点是要确定是否一侧比另一侧更紧张。也许只有一侧有紧张的现象，而如果在不紧张的那一侧按摩就没有任何意义了，甚至会加重症状。总之，不要没有目的地做任何理疗。

注意这个例子中，顾客的左腿搭在按摩台上。这可以达到更好的拉伸效果，但是不要对患有急性疼痛或者严重烧灼感的人使用这个方法。

图5-44 骶骨按摩

温和地按摩骶骨周围，可以很有帮助而且感觉特别好。骶骨的僵硬是背痛的第一个信号。软化这部分肌肉，可以让顾客做更多的动作。如果你的顾客不适应俯卧姿，可以使用侧卧，或者将枕头垫在腹部以下。

警惕：要倾斜用力，并且手法缓慢。

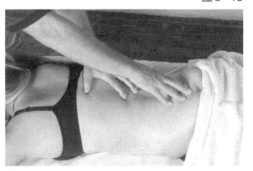

图5-44

对下背部屈伸的按摩

保证下背部健康的一个关键点在于处于坐姿或站姿时，将骨盆调整至中立的位置。如果骨盆过度向前，腰椎会被迫变成平的，或者前屈状态。下背部过分伸展的人通常也会很难前屈身体，而有些腰椎较平的人则难以向后屈背。

深层软组织按摩法可以对限制下背部和脊椎运动能力的肌肉做有效的软化和拉伸，使之可以最大幅度进行屈伸。理疗师的目标是让顾客能够更大幅度地屈伸，以拉伸紧张肌肉。对于拥有极端脊椎前凸症、前屈受限的人来说，让其以舒适的姿势弯曲背部，拉伸腰筋膜和肌肉是最有效的理疗方法，这样骨盆会开始减小向前倾斜的程度。

对于难以背伸的顾客，可以让其选择舒适的伸展姿势，然后进行按摩。两种情况中，随着肌肉的放松，动作幅度的加大，你可以逐渐增加姿势拉伸的效果。

在对骨盆在脊椎伸展或弯曲的位置上进行按摩，俯卧姿会限制你调整骨盆的选择。即使用枕头可以造成一点不同，但基本很难让骨盆处于中立位置。侧卧姿在这里是最有优势的，能够将骨盆摆至中立、弯曲及伸展成各种姿势，而且不会对腰椎造成过多向前的动力。让顾客主动移动其骨盆帮助缓解痉挛的部位，以加大动作幅度。

◎ 警告：在一种被称作腰椎滑脱的情况中，让你的顾客做背部伸展动作是禁忌。在这种情况下，一段脊椎已经前移太多，可能使问题严重恶化。当然，一般顾客很少对自己的这种情况全不知情。腰椎滑脱带来的疼痛，如果没有经过正确的医学治疗是无法忍受的。遇到这种情况的病人，他们通常会把情况告知你。如果是这样，要谨慎地将脊椎放置于中立位置或者做稍微前屈的姿势，再进行按摩。

图5-45　下背屈状态的按摩

让你的顾客将膝关节前屈，或者使用胎儿的姿势。这个姿势会拉伸到紧张的腰筋膜以及下背部的肌肉。向远离髂嵴的方向进行上下按摩，能够增强腰部和骨盆的灵活性，软化腰筋膜。

图5-46　下背伸状态的按摩

让膝关节后伸，伸展腰椎与胎儿姿势相反。让你的顾客告诉你他是否感到舒适。逐渐加大按摩的力度，增加灵活性，并让向后伸展腿部这种动作由于骨盆的倾斜度增加而变得更简单。

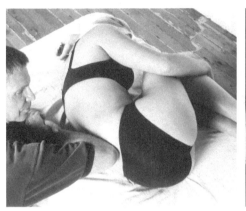 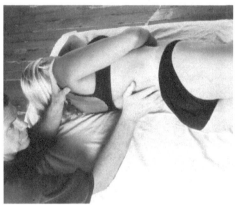

图5-45　　　　　　　　　　　　　　　　　　图5-46

增强方案

这些练习是为了对慢性下背部疼痛以及背部调整而设计的，并不建议在急性期最开始的阶段使用。保持一些简单的练习，然后在灼烧感减弱之后再根据具体情况逐渐加量。如果疼痛在练习期间或者练习之后有加剧的现象，立即让顾客停止他们的动作。这并不是说这些练习没有必要，而是由于炎症过重需要先等其缓解后再加量训练。下面的练习，应该选择一个表面较硬的按摩台，而不要选择床。考虑将你的顾客推荐给做骨盆稳定训练物理理疗专家或者普拉提训练师。这两种专家都有足够的训练经验，能帮助个人合理地加强肌肉训练。

开始的时候，简单地倾斜骨盆，做一些最安全的练习。让顾客使用仰卧姿，双脚在按摩台上，同时双膝弯曲，有点像仰卧起坐开始时的状态。让你的顾客缓慢地将下背部向按摩台下推，保持10秒的时间。如果你的顾客表明有脊椎前凸或后凸症，将毛巾卷放在腰下，可以帮助调整到中立姿势。从这个动作逐渐增加到主动收卷骨盆的动作，并让顾客保持至少10秒的时间。

图5-47　腹肌增强

直接做仰卧起坐可能是最有效和安全的方法。让你的顾客向天花板的方向抬起头和胸，如图所示。让其不要试图向前用力，或者向膝关节做卷曲动作，而是尽可能缓慢地做到不舒适就

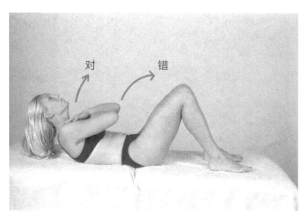

立即停止。将双臂交叉在胸前，可以防止过度使用肩带。一般做1组15次即可。

图5-47

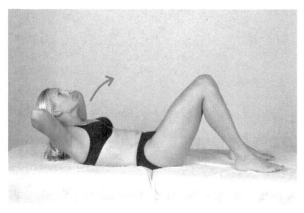

图5-48　腹肌增强——颈部固定

如果顾客有颈部疼痛，可以让其手臂支撑起颈部，以免造成不适。

图5-48

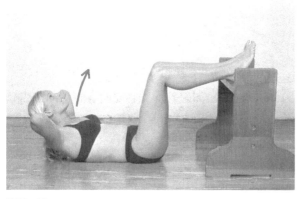

图5-49　腹肌增强——下腹部

将双腿架在椅子或台子上，从而能够完全针对下腹部进行训练。

图5-49

图5-50a和b　单独处理腹斜肌

将左侧肘部向右膝方向抬起，可以增强倾斜的肌肉。难度更高的方法是，可以将膝关节抬起尽量触碰到肘部。

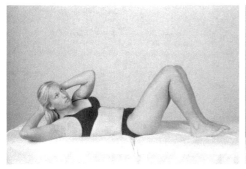
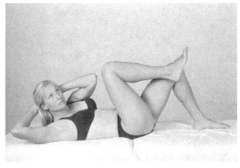

图5-50a　　　　　　　　　　　　　　　图5-50b

图5-51　稳定性与平衡能力训练

顾客有时会抱怨，正脊疗法不能够持久产生效果。增强脊椎间的小肌肉，一般可以很好地解决问题。这个训练，不仅能够锻炼大肌肉群，例如腘绳肌、臀肌和竖脊肌，还能够对小肌肉（像旋肌）起到作用，这些肌肉可以稳定每一块脊椎。让顾客保持相反侧的手臂和腿抬起5秒，然后重复5~10次，接着换到另一边。

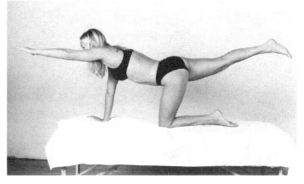

图5-51

图5-52　臀肌与腘绳肌增强

让顾客缓慢地一次举起一条腿，然后重复5~15次。

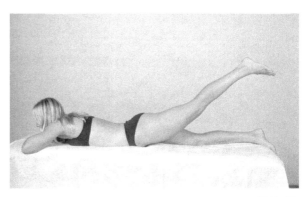

图5-52

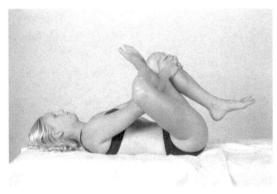

图5-53

拉伸方案

图5-53 外旋肌拉伸

让一侧的脚踝在另一侧的膝关节上休息，然后将腿尽可能外翻。从转动的腿下，用手抓住另一侧的膝关节，然后将其向身体方向提拉。如果觉得舒适，顾客可以从膝关节前面提拉，保持45秒，然后换腿。

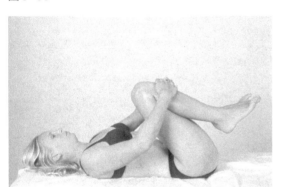

图5-54

图5-54 下背部拉伸

让顾客将双膝拉向前胸，保持30秒，然后每天重复几次。很多人对这个动作感觉得到了足够的拉伸，但是也有些人会发现因为让腰肌做了弯曲的动作症状加重。如果舒适，顾客可以一次只拉一条腿，而另一条腿伸直。

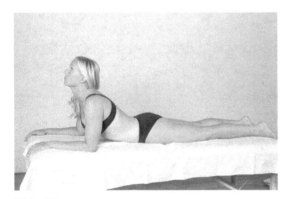

图5-55

图5-55 背伸展状态的拉伸

下背部疼痛经常是腰部肌肉太靠后，或者腰椎弯度太小。有些顾客对于使用这个拉伸方法感到踟蹰，因为他们弯曲过度。让他们知道只需要拉伸到舒适的位置是很重要的，等到几天或者几周之后，逐渐提高临界点，使灵活度增加。温和地抬起至伸展状态，保持45秒，可以减缓很多人的疼痛，偶尔会起到意想不到的作用。顾客马上能感觉到这个练习带来的帮助。如果是，他们会主动每天重复很多次。这是一种弹性拉伸，而不是增强拉伸，因此需要用到上半部躯干和手臂将身体抬起并保持，而不是提拉下背部。

坐骨神经痛

如果坐骨神经受到压迫，疼痛就会向很多其他地方发散式转移，例如腘绳肌、腿部，有时甚至会转移到足部。最常见的症状有麻木、痉挛和疼痛，一般会在单侧出现，但是也有可能会影响双腿。深层软组织按摩法一般能够改善这些症状，至少暂时是可以的。按摩可以放松肌肉痉挛，痉挛一般是由神经上的炎症引起的。如果想得到持续的缓解，技能本身对神经造成压迫的问题是必须得到解决的。可能的话，顾客应该去看整骨疗法、正脊治疗或者物理理疗方面的专家，来确定哪部分的神经遭到压迫。如果是因为脊椎骨、椎间盘错位导致的，背部的按摩就要被禁止了，因为那样可能会造成问题恶化（对由于骨盆周围肌肉的紧张造成的神经压迫的相关内容，可以见下一部分：梨状肌综合征）。

当然，紧张的肌肉可能对腰椎骨或椎间盘形成挤压或旋转的力量。有时按摩可以为其减压，恢复腰部肌肉的平衡，从而在很大程度上帮助坐骨神经痛得以缓解。但是对于理疗师来说，只有很少一部分人受到过对脊椎部分神经做精准的减压训练，对于其他人可能是比较困难的。在对确认有坐骨神经痛的顾客进行按摩时，要小心保持脊椎在中立和舒适的位置。为了尽可能减小对脊椎造成的压力，用手指按摩会比用手臂等大面积理疗工具要更好，但要让你的顾客在感觉症状加剧时及时提醒你。

软组织治疗方案

为腰部建立平衡和轻松应该是你的目标，前面介绍过用软化腰筋膜与腰方肌的方法来为这个区域减压。注意如果脊椎因为肌肉紧张承受了扭转的力量，一侧的腰方肌是否有痉挛的现象？这种现象会导致脊椎侧弯。腰大肌是否造成腰前方肌肉的不适，因为两者都有紧张的感觉？或者腰大肌的其中一侧出现紧张，造成了转动时的不适感？臀中肌与臀小肌是否造成骨盆的不适？对前后左右的平衡进行理疗。

在腰部和骨盆的平衡建立起来之后，开始向下转移到腿部及任何由于坐骨神经痛导致紧张的地方。要注意的是，神经压迫可能不止一处。

增强与拉伸方案

之前章节中关于缓解下背部疼痛的拉伸和增强练习绝大多数都可以用在对坐

骨神经痛的缓解上。但对于一些很严重的情况，需要先找相应的专家确诊。

梨状肌综合征与坐骨神经痛

有时候坐骨神经痛是因为受到骨盆内肌肉的挤压，而不是脊椎外侧肌肉的挤压。这种情况之所以被称为梨状肌综合征，是因为造成这一问题的原因通常是梨状肌的紧张。坐骨神经有可能在梨状肌的浅层或者深层的位置，甚至会穿过梨状肌。每个人都不同，耐心、细致地对外旋肌进行理疗是必要的。而且要保持大局观，因为梨状肌的紧张可能是从脊椎过来的运动神经让其收缩。因此不要局限于对梨状肌的按摩，对下背部肌肉的放松按摩也一样重要。

◎ 确定梨状肌的位置

一些学生认为精准地按摩外旋肌十分困难，尤其是梨状肌。首先要学习外旋肌的解剖结构，并且了解坐骨神经相对于梨状肌的位置。找到转子的上边，这是梨状肌肌腱的连接点，但是如果从大约1.5英寸的地方开始触诊会相对更容易发现。然后找到骶骨侧缘的中间（如果你不清楚侧缘在哪里，只需要用一根手指放在位于第5腰椎下面的骶骨上，然后用另一根手指找到骶骨的底部、尾骨的正上方，最后直接找两点中间的地方）。如果你从转子和骶骨或其侧缘的中间点画一条线，梨状肌应该在从这里到臀大肌的正下方。

知道每一块外旋肌的名称并不是最重要的，只要你能够分辨出哪里紧张就可以。当然在你看解剖图的时候，为什么不花些时间学习和记忆那些名字呢？这样会帮助你了解关于骨盆部位复杂的受力情况。

梨状肌软化治疗方案

软化和拉伸梨状肌（见图3-38和图3-39）对坐骨神经痛的缓解甚至治愈，都有着极大的帮助。对梨状肌综合征的按摩和一般深层按摩最大的不同是，要非常小心不让坐骨神经的炎症恶化。让你的顾客告诉你，在向下到腿部的按摩或者施压的时候是否会有神经敏感的情况。记得一定要倾斜用力，不要直接对骨盆垂直用力。另外，要确定梨状肌在转子上的连接点。

当心不要对臀大肌的按摩太过激进。我见过很多顾客由于过度的理疗造成深度挫伤。复习第一章中触诊的方法，通过深入臀肌之中的观察，把你的注意力转移到梨状肌。你应该可以感觉到僵硬的外旋肌在臀肌周围在垂直方向的活动。

肩部

很多肩部的伤病都是因为肩袖肌及其相近部分肌肉薄弱造成的，从而妨碍了复杂的肩部机能。随着疼痛的增加，主要肌肉群一般会出现缩短来对抗肩部任何过度的活动。这个情况会导致肩部的压力增大。虽然按摩十分有用，但是并不能从根本上解决肩部的问题。软化以及力量和灵活性增强等方法结合使用，是解决上述问题的最有效方案。我的很多顾客在做过我帮他们制定的一些练习后，都基本靠自己解决了长期困扰他们的肩部问题。

软组织治疗方案

此处可以使用很多前面提到过的按摩软化技术，但是尤其要对单一的肩袖部分的肌肉进行更加缓慢的按摩。另外，也可以通过前面的内容找到测试肩部转动幅度受限的方法。

图5-56　仰卧肩带按摩

通过牵引，达到肩部分离应该是缓解肱骨在关节窝处压力的主要手段。温和地拉动肱骨，并对紧张、疼痛的区域进行按摩；同时，你可以将肱骨向内或者向外旋转。要明确各个肌肉部分的区别，以保证做精准、细致的手法。这里展示了对胸大肌的按摩。对于三角肌、大圆肌、小圆肌以及斜方肌的按摩与胸大肌都很相似，还有包括对肩胛本身的按摩在之前的章节中已经介绍过，此处不再赘述。

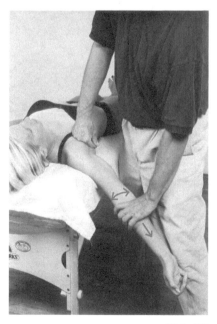

图5-56

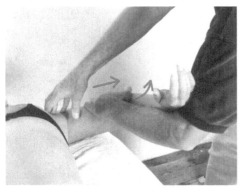

图5-57

图5-57　俯卧肩带按摩与肱骨分隔、旋转

将手臂向内侧或者外侧转动，并摆至外展的位置，以达到对肩袖周围不同肌肉的拉伸。另外，将手臂移动到受限制的位置，然后对紧张的肌肉进行按摩。接着尝试将手臂外展的幅度增大，继续按摩。注意理疗师对手臂的运用，帮助肱骨做各种旋转动作。

增强方案

肩部的伤病，通常是由小肌肉的停滞迫使大肌肉如斜方肌或三角肌替代用力造成的。这时就需要对这些小肌肉做轻度力量训练，以保证大肌肉不需要被借用。

◎ 除了对小肌肉做增强训练之外，尝试对大肌肉进行减力训练通常也是很有效的。让你的顾客将手臂伸至身体的一侧，手部到达肩部的高度，注意几乎所有酸痛的肩部都会由斜方肌用力进行提拉。指导顾客注意在抬起手臂时主动放弃使用斜方肌。这样为斜方肌减少工作量的方法，将会带来良性的结果，从而强迫小肌肉恢复工作。

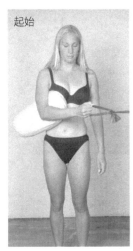

图5-58a

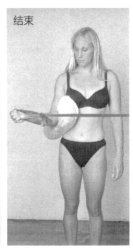

图5-58b

图5-58a和b　肩袖肌群拉伸-外旋动作

让顾客将手臂伸至腹部，形成内旋姿势，然后缓慢地拉动弹力带，直到感觉不适。她在做动作时，应该只转动肱骨而不是全身。让顾客持一条毛巾或者一条小枕头夹在髋部，以保证肘部一直处于正确的位置。

增强内旋的力量要比增强外旋的力量次要一些，但是如果顾客不是胸部肌肉过于发达，也是有用的。让顾客将手臂摆至外旋姿势，然后缓慢做内旋动作，和前面的练习相反。要注意，做动作时只有手臂在移动。

图5-59a和b　冈上肌拉伸

让你的顾客缓慢地提拉手臂至肩部的高度，并向前与身体垂直线成45度。要保证斜方肌上部不会过度用力。做上述动作时手持较轻重量的罐头瓶，这样大肌肉就不会被借用到。手臂应该只是水平的提拉，任何动作都应该是由肩胛骨的转动承担主要力量，而不是你想要增强的肌肉。如果这个练习造成了疼痛，尝试用拇指向上的方法持罐头瓶。练习量大约控制在2组各10次。

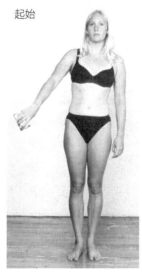
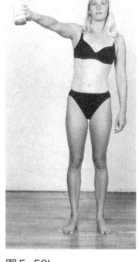

起始　　　　　　　　结束

图5-59a　　　　　　　图5-59b

图5-60a和b　冈下肌拉伸

让你的顾客在按摩台边成俯卧姿，将受伤的手臂抬至与肩齐平。一般不需要增加外力，2组各10次的量应该是有效的。让你的顾客尝试在做动作时，不要借用肩部的力量，会更加有效；而且能演示出疼痛肩部有多么脆弱，需要多少练习。

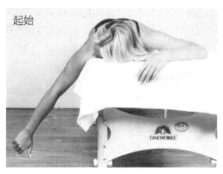
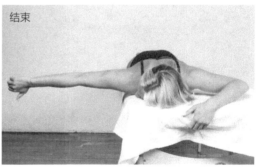

起始　　　　　　　　结束

图5-60a　　　　　　　图5-60b

确定手臂旋转受限的地方

要想确定哪种拉伸方法更合适，首先要确定肩部受限的位置。当肩部出现疼痛时，几乎肯定会伴随内旋或外旋受限甚至两者并存的情况。对肩部关节进行伸展和减压是很重要的目标，但是要有耐心不要过于激进地拉伸。

为了确定手臂是内旋受限还是外旋受限，一般在顾客仰卧的时候，将其手臂

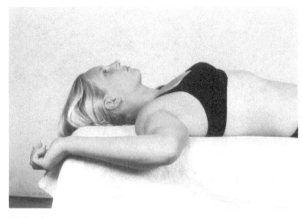

图5-61

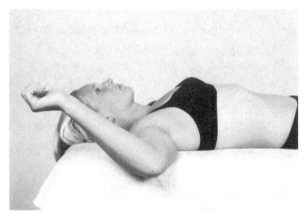

图5-62

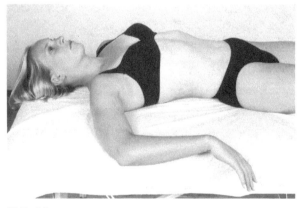

图5-63

伸展至肩部的高度。屈肘至90度，向内或者向外转动肱骨。注意，是否存在一侧的肩比另一侧受限更多的情况。如果手臂是内旋受限，就需要用更多的精力去软化和拉长外旋肌，这部分肌肉在肩部及肩袖区域的后面；相反，如果肩部是外旋受限，就需要对内旋肌多做理疗。

图5-61　理想的肱骨外旋
手臂应当很放松地放在按摩台上。

图5-62　受限的肱骨外旋
注意手臂或许不能够在水平的时候向外转动，集中对肩前部的肌肉进行按摩。

图5-63　理想的肱骨内旋
手臂需要很放松地放在按摩台上，不要对肩前部造成拉伸。

图5-64 受限的肱骨内旋

注意手臂或许不能在水平的时候向内转动，集中理疗肩后部肩袖部分的肌肉。

　　在两种受限训练中不要忘记对大小圆肌进行按摩，以及大圆肌是内旋肌、小圆肌是外旋肌的概念。

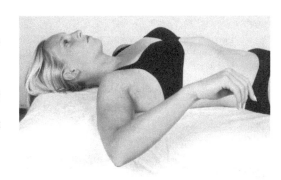

拉伸方案

图5-64

图5-65 肩关节钟摆式拉伸

这是一种最简单而且最有效的拉伸方法，因为它是一个疼痛或僵硬肩部的保护机制，可以抵消紧张和压迫的作用。因此，顾客几乎一定会感到症状加剧。让顾客用手支撑按摩台以支撑背部。然后将受伤一侧的手臂放松悬垂，并持有较轻的重量。接着轻轻画圈，要注意顾客的手臂必须完全放松。对此，我经常用大象下垂鼻子的图片做比喻。这个动作可以每天做很多次，以帮助肩部放松下来。

图5-66 肩关节内旋拉伸

这个练习是为了增加手臂近端肌肉内旋的能力。让顾客用下面的手抓住弹力带，然后用另一只手轻轻上拉。这个拉伸不应该太过用力，需要用几个月的时间完全达到增强活动性的效果。

图5-67 三角肌后部与肩胛拉伸

指导顾客缓慢地拉动手臂交于前胸，保持30秒。

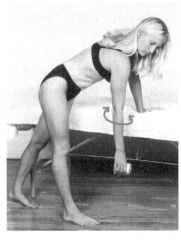
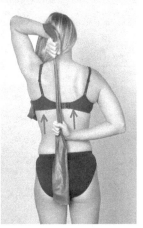
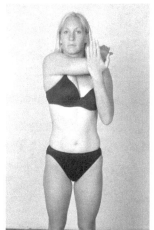

图5-65　　　　　　　图5-66　　　　　　　图5-67

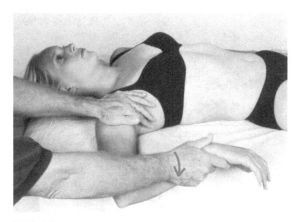

图5-68

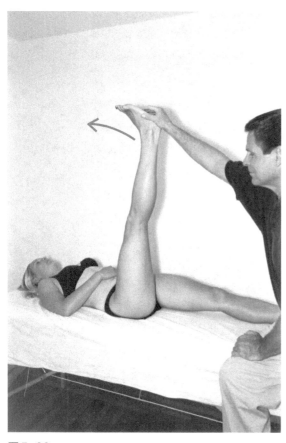

图5-69

神经肌肉易化技术拉伸

PNF拉伸（神经肌肉易化技术拉伸）对于增强关节的活动能力具有很好的效果。这里推荐你去参加一些相关的研讨会，以完善你在这方面的技术。在对肩部做PNF拉伸法之外，另一个拉伸腘绳肌的例子也会在下面演示中解释所有要点。

图5-68 PNF拉伸法——肩部内旋
固定肩部，然后柔和地将手臂向下移动至一个放松的动作极限。让顾客小心地外旋其手臂，上提对抗你的阻力，保持6秒。然后让顾客（包括你自己）做一次深呼吸，在呼气的同时缓慢地将拉伸角度增加1~2度。不要超过这个限度，每次增加一点是关键。这对于身体恢复正常的动作极限是非常有效的。图片中演示了内旋拉伸的方法，但是对于相反方向，进行外旋拉伸的效果也是一样的。

图5-69 PNF拉伸法——腘绳肌
腘绳肌拉伸经常被用作PNF拉伸的演示。在膝关节伸直的情况下，将腿部上抬到极限做拉伸。让你的顾客主动向相反方向对抗你的力量，保持6秒，接着增加拉伸的角度。

顾客信息

姓名 ＿＿＿＿＿＿＿＿＿＿ 年龄 ＿＿＿＿＿ 性别 F□ M□ 日期 ＿＿＿＿＿

推荐人 ＿＿＿＿＿＿＿＿＿＿＿＿＿＿＿＿＿＿＿＿＿＿＿＿＿＿＿＿＿

请介绍问题和困扰的部位 ＿＿＿＿＿＿＿＿＿＿＿＿＿＿＿＿＿＿＿

＿＿＿＿＿＿＿＿＿＿＿＿＿＿＿＿＿＿＿＿＿＿＿＿＿＿＿＿＿＿＿＿

＿＿＿＿＿＿＿＿＿＿＿＿＿＿＿＿＿＿＿＿＿＿＿＿＿＿＿＿＿＿＿＿

＿＿＿＿＿＿＿＿＿＿＿＿＿＿＿＿＿＿＿＿＿＿＿＿＿＿＿＿＿＿＿＿

是否是受伤造成的？ 如果是，请介绍受伤的情况及日期

受伤 ＿＿＿＿＿＿＿＿＿＿＿＿＿＿＿＿＿＿＿＿ 日期 ＿＿＿＿＿

之前的治疗 ＿＿＿＿＿＿＿＿＿＿＿＿＿＿＿＿＿＿＿＿＿＿＿＿＿

＿＿＿＿＿＿＿＿＿＿＿＿＿＿＿＿＿＿＿＿＿＿＿＿＿＿＿＿＿＿＿＿

＿＿＿＿＿＿＿＿＿＿＿＿＿＿＿＿＿＿＿＿＿＿＿＿＿＿＿＿＿＿＿＿

手术:

＿＿＿＿＿＿＿＿＿＿＿＿＿＿＿＿＿＿＿＿＿＿＿ 日期 ＿＿＿＿＿

＿＿＿＿＿＿＿＿＿＿＿＿＿＿＿＿＿＿＿＿＿＿＿ 日期 ＿＿＿＿＿

＿＿＿＿＿＿＿＿＿＿＿＿＿＿＿＿＿＿＿＿＿＿＿ 日期 ＿＿＿＿＿

用药信息:

需要我知道的药物摄取清单 ＿＿＿＿＿＿＿＿＿＿＿＿＿＿＿＿＿

＿＿＿＿＿＿＿＿＿＿＿＿＿＿＿＿＿＿＿＿＿＿＿＿＿＿＿＿＿＿＿＿

正在摄取的药物及你的其他理疗师 ＿＿＿＿＿＿＿＿＿＿＿＿＿＿

＿＿＿＿＿＿＿＿＿＿＿＿＿＿＿＿＿＿＿＿＿＿＿＿＿＿＿＿＿＿＿＿

练习及活动: 频率:

＿＿＿＿＿＿＿＿＿＿＿＿＿＿＿＿＿＿＿＿＿   ＿＿＿＿＿

＿＿＿＿＿＿＿＿＿＿＿＿＿＿＿＿＿＿＿＿＿   ＿＿＿＿＿

＿＿＿＿＿＿＿＿＿＿＿＿＿＿＿＿＿＿＿＿＿   ＿＿＿＿＿

解释你为什么要来寻求治疗，以及你所期待的目标 ＿＿＿＿＿＿

＿＿＿＿＿＿＿＿＿＿＿＿＿＿＿＿＿＿＿＿＿＿＿＿＿＿＿＿＿＿＿＿

＿＿＿＿＿＿＿＿＿＿＿＿＿＿＿＿＿＿＿＿＿＿＿＿＿＿＿＿＿＿＿＿

＿＿＿＿＿＿＿＿＿＿＿＿＿＿＿＿＿＿＿＿＿＿＿＿＿＿＿＿＿＿＿＿

图5-70 顾客信息表格

症状

请介绍不适的位置，用下面的标识在人体图上标注疼痛的位置、类型及等级。

X　　轻度疼痛

XX　　中度疼痛

XXX　　重度疼痛

Y　　麻木

Z　　僵硬

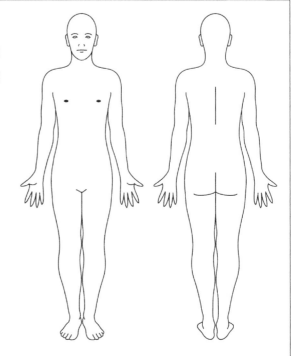

其他相关信息 _____

_____

_____

_____

_____

_____

我知道我需要承担，由于少于24小时取消预约造成的费用。

签名 _____ 日期 _____

顾客的信息是保密的。我鼓励大家对我所做的任何治疗程序提出疑问，和我交流时不需要有任何顾忌。

第六章

计划你的疗程

制定你的疗程方案

如何为你的顾客制订理疗计划？理疗是否像只有两步的象棋一样？你是决定让你的顾客采取仰卧还是俯卧？是从背部开始还是腿部开始做理疗？这些都是相对简单的决定，然而在你的技术越来越成熟、复杂之后，决定如何计划此疗程的方案就会变得越加复杂，比如如何做好时间安排。

◎ 一旦你从对全身每个部分平均分担经历和时间的误区中摆脱出来，你就会拥有更多的自由和责任决定哪些部位能够从集中按摩获得益处。你可能还是需要做全身性的按摩，但是你可能需要花更多的时间在一两个部位，全身按摩只是快速地达到让身体放松的地步就可以了。

开始专注于一些关键领域的学生经常会发现工作中的价值和乐趣，因为他们开始为顾客带来了更重要和更持久的益处。顾客则表明姿势、紧张部位以及疼痛点有明显改善。巨大的改变促使他们愿意开始有规律地预约按摩的时间，对于他们来说按摩理疗已经成为个人健康必不可少的一部分，而不再是偶尔的娱乐。

可能从全身按摩的习惯向集中部位的按摩转变并非那么简单，对于所有顾客使用一样的手法和方案很多时候是最安全的。但是，我们大多数人都有过理疗师直接找到我们的问题，从而进行按摩的经历。虽然没有人一生下来就有这个天赋，但是在一定时间的训练后，一般都能够得到足够的技术进步。而在懂得了这部分技术之后，你的理疗水平会得到显著的提升。

　　为了给每个人制订相应的理疗计划，你有必要设定一些评估的标准，来确定顾客紧张、不适的位置。注意，不同的人会需要不同的方法进行判断。言语上的交流固然是很有意义的，但是顾客一般只会提供疼痛的信息。很多时候，疼痛可能不是有问题的地方，而是其他地方对紧张部位的一种反映。一些理疗师对于心理学及鼓励的方法比较有心得，而另一些则能够通过视觉观察分析紧张，还有些人的触觉非常敏感。绝大多数人都对以上几种方法中的一两种较为擅长。

　　然而，如果只是用一两种方法，可能会造成问题。因为每个顾客的表现都会有相异之处，有些人很积极，有些人易于观察。对你自己越了解，就越能准确地判断顾客的问题，并且知道你应该侧重的方向。当然，拓展自己的技术会给你带来自信和能力，以及相应的乐趣。如果你像我一样，触觉的敏感性大于视觉，就应当先用不擅长的方式进行判断，再用擅长的方法做验证。比如，你先用视觉观察做出不适位置的判断，然后再用手触摸的方法确定之前判断的准确。这样能让你各方面的判断技术得到快速提升。

　　关于"人体阅读"这个主题，要讨论起来会过于复杂。最好的学习方法是对真人进行实际的练习，而不是只面对静态的图画。人体疗法工作者的这部分能力是需要靠一生的时间逐渐培养出来的。很多新增加的人体结构方面教育的学校，对人体阅读提供相应的理论和技术课程。如果你对这方面感兴趣，可以去参加一两次这方面的研讨会。这里有一些不同方面课程的建议，不同的老师会给予你在不同方面的启发，例如罗尔夫、Hellerwork（一种深层按摩）、特雷格（Traeger）以及亚历山大疗法。还有大量不同的理论可以去探索，不要把自己局限于某一种自认为更好的理论中。优秀的理疗师，是不会将自己封闭起来的。

　　下面的部分会涉及一些宽泛的内容，即关于如何评估和判断顾客的问题。

主要与次要紧张

　　只通过顾客了解肌紧张或疼痛的肌肉，也许并不能让你马上发现并按摩正确的肌肉，因此这不是聪明的选择。一些肌肉的紧张和痉挛是因为他们被理疗过度之后出现的后遗症，但是你的顾客并不清楚。这里需要明确的是，当前的紧张是主要的还是次要的。

　　菱形肌是一个很常见的例子，它的痉挛可能是由胸部或肩部的紧张向内发散导致的。在没有解决后两者问题之前，就软化和拉伸菱形肌，很可能会造成问题恶化。我有一次对一位专业小提琴演奏家的理疗经历，他之前被告知因为脊椎中段持续的疼痛需要手术。所有之前的治疗方法都是针对他的中背部，却没有任何成效。而我则放弃了对疼痛部位的按摩，转而用了30分钟打开其肩部前面以及前胸的空间。这些部位因为他长期用脸颊固定小提琴，造成了向内旋转的问题。按摩过后，处于左侧的菱形肌不用再与身体前面的肌肉作对抗，而右侧的菱形肌也不用再和左侧的菱形肌较劲，问题便迎刃而解，连按摩都没有做。如果我拉伸其菱形肌，暂时可能会得到一定的缓解，但是会加重其身体前面这些肌肉的紧张，最终适得其反。

　　我们很多人都经历过顾客投诉颈部或者脊椎的一侧出现疼痛的问题，然后却发现紧张的位置其实在另一侧。我们最重要的目标是帮助身体找回平衡，这样肌肉就不必在一场拉锯战中出现相互竞争的情况。

　　下面是一些次要紧张的例子，一般这些例子都是由于发生主要问题的肌肉更加强壮导致的。

- 胫腓骨疲劳性骨膜炎，其实是小腿三头肌因为过度使用而紧张。
- 颈后肌肉症状反映了斜角肌的问题，反之亦然。
- 紧张的腘绳肌是对股四头肌和腰筋膜紧张的一种反映。
- 腿部或腹股沟部位的内旋肌，和外旋肌有紧密的联系。
- 肩袖肌的问题离不开胸部肌肉的紧张。

紧张缩短的肌肉与紧张拉长的肌肉相比较

　　在大多数情况下，紧张的肌肉会变短，但也不是绝对的。在一些主要问题和次要问题相互影响的情况下，会有一定的不同。我们还是以菱形肌为例，菱形肌的疼痛一般是因为前胸的肌肉紧张从而将肩部前拉所致。如果顾客能够成功将肩胛骨恢复背部原位，菱形肌会紧张而变短。如果胸部肌肉赢得了主导权，将肩部前拉，从而将两侧肩胛骨拉向两边，菱形肌就会紧张而且被拉长。在两种情况中，菱形肌都会感到疼痛，但是治疗和拉伸的方法就完全不同了。如果菱形肌变短，你应该对其进行拉伸，使肩周恢复原位。如果遇到菱形肌被拉长的情况，你依然需要对其进行软化，促进血液循环，但同时要拉伸肩胛下肌和胸部肌肉，这样菱形肌才能得到休息。

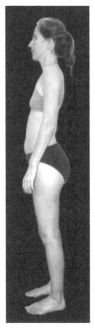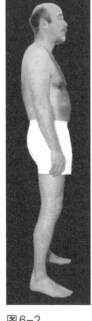

腘绳肌是另外一组肌肉群，可能会在紧张的情况下被缩短或被拉长。两种情况都会让顾客感觉到肌肉紧张，却不知道解决方法要比只拉伸腘绳肌复杂得多。

图6-1　过长且僵硬的腘绳肌

在这个情况中，腘绳肌紧张而且被拉长。骨盆向前的倾斜将髂胫束向上提拉，使腘绳肌被持续拉伸。在试图将骨盆拉回原位战斗的失败，让腘绳肌陷入紧张状态。因此，继续拉伸腘绳肌是毫无意义的。应当通过按摩，将股直肌拉长。正是这块肌肉将骨盆拉至向前倾斜的状态，软化腰筋膜，让髂嵴下降，或者放松将要被肌肉前拉的腰大肌，这样恢复骨盆的方法会非常有效。

图6-2　过短且僵硬的腘绳肌

这个示例中，腘绳肌缩短，拉动骨盆向后倾斜，就可能需要对其拉伸，让骨盆恢复原位，或者拉长腹部肌肉。

图6-1　　　图6-2

人体阅读

上面两幅图，提供了人体阅读的概念。之前提到过，这一内容比较复杂适合通过实践进行学习，本书中不做详细介绍。如果你对下面的内容很感兴趣，很多按摩学校都会对这部分内容开设相应的课程，这些课程对人的整体结构有着独特的哲学。你可以自己再自行深入学习。这里只是抛砖引玉做一些基本的介绍。

人体阅读的意义在于帮助你设计顾客的理疗方案。绝大多数理疗师对人体姿势的阅读都停留在很肤浅的层面，却不自知。通过长期的练习，你的技术是建立在可以持续计量的标准上形成的。这些标准可以让你从直觉判断，猜测疼痛部位的误区中走出来。让我们看一些简单的例子，但要记得实际的状况会很复杂，有时也会违背下面列举的理论。

身体前后平衡

就一般的规律而言，屈肌通常处于身体的前侧，而伸肌则位于身体的后侧。理想状态下，这两部分肌肉应该是相互平衡的，可以使两者功效降至最低。但是，很多人都存在单侧更强的情况。

图6-3 屈肌主导的姿势

大多数的肌肉紧张，尤其是髋部、前胸或手臂上的屈肌，都处于身体的前面。注意图中肘部的角度，显示出肱二头肌的紧张，而胸大肌和腹肌将躯干上半部分前拉。颈前肌肉缩短，并将头部前拉。

这样姿态的顾客通常会被身体后面肌肉的疼痛所困扰，因为身体所有的伸肌都是试图将身体拉回至正常状态而使用过度。下背部一般很紧张，因为需要将脊椎拉直。

记住前面关于主次要紧张的内容，最好的方法是注重身体前面屈肌部分的训练，从而使髋屈肌、肋部以及颈前部肌肉得到放松。相较于针对身体后面的按摩，这样能够提供更好的效果。

图6-4 伸肌主导的姿势

这里伸肌变得短而紧，成为更强壮的肌肉。同时，胸部和腹部被打开，身体后面的肌肉明显感觉疲劳，肘部的角度很直，而且肱三头肌很紧张，将肱骨后拉。胸腔向上倾斜，因为后背肌肉将身体过度后拉。颈部也因为后拉过度，导致不适。

在这种情况下，身体前面的按摩应该尽可能减少，应让顾客使用侧卧姿，或者C形卧姿/胎儿的姿势。这样可以拉伸身后的肌肉，比如竖脊肌。

图6-5 C形卧姿

这个姿势会拉伸腰筋膜，将骨盆向下转动，让下背部肌肉得到拉长，从而

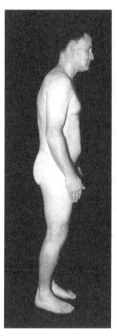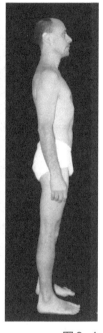

图6-3 　　　　图6-4

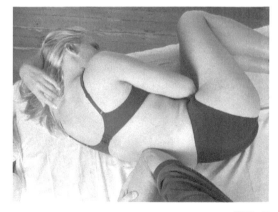

图6-5

让顾客得以将骨盆向后倾。

两侧平衡

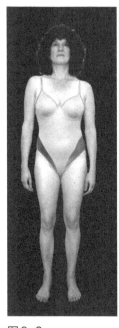

图6-6　两侧平衡

第一眼看上去，两侧的平衡问题很容易被忽视。右肩高于左肩，导致脊椎向左弯曲。在做这个演示的时候，大多数学生都能立即得出结论，右侧的斜方肌向上提拉肩部，软化和拉长这部分肌肉就能够让身体恢复平衡。

◎ 在继续介绍后面的内容之前，这里需要澄清功能不平衡和结构不平衡之间的区别。功能不平衡一般是因为活动或习惯不当导致的。就像上面的例子，可能是由于长期接电话的时候写字或者有过肩部伤病，从而造成右肩上提。结构不平衡则更加复杂。其可能是骨骼变形所致，比如突然出现脊椎左侧弯曲和旋转。但软化右侧的斜方肌不会有太大的效果。因为肩部的提拉是由脊椎侧弯使肋部旋转导致的。另一种结构上的原因可能是颈部曾因伤病变短，从而对肩部造成提拉。

图6-6　　　　　　　　　　因为结构问题上的复杂，身体阅读的例子更多演示的是功能不平衡造成的肌肉变短。而且，深层按摩对于这些情况更有意义。

对于确定是功能上的问题造成的右肩上提，需要确定的是右肩是受到短而紧张的斜方肌和肩胛提肌的提拉，还是左侧躯干被拉短引起的提拉。还要考虑左侧腰方肌或者腰大肌是否变短，迫使脊椎侧弯，而右肩只不过是因为肋部转动被上提。

内侧模式与外侧模式

从前面观察，一些人的身体感觉是从身前中线向两侧外扩，还有些人会向髋部和胸部内收。下面的一组图片演示了前胸和腿部内收或外扩的情形。实际上，很多人上半身和下半身的情况会有不同，从而造成单侧肩部或髋部前倾。对于这个问题的治疗方案会相对更复杂。

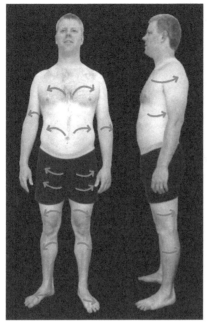 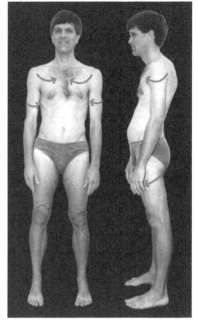

图6-7　　　　　　　　　　　　　　　　　　图6-8

图6-7　外旋姿势

想象身体是由脚到肩两个圆筒组成。在这个情况下，圆筒如箭头所标示向外转动。手臂被后拉，胸部被打开，而胸腔却没有和图6-4中一样，因为伸肌过强而向前倾斜。骨盆前面变宽，腿部向外转，双脚呈45度。

对于这位顾客的按摩方案是缓解髋部位置的伸肌，将背部肌肉比如菱形肌从中线向两侧拉长，然后转动肩袖肌肉，让手臂得到放松。

图6-8　内旋姿势

同样用圆筒结构做比喻，注意身体是如何由两侧向内转动的。手臂向内收，前胸的肌肉很紧。腿部的内收肌强于髋部的外旋肌，骨盆前面很窄，双脚呈内八字。

这个形态表明需要更多对身体前面的按摩，尤其是前胸部分的肌肉，如三角肌前部以及背阔肌和肩胛下肌。让你的顾客摆至侧卧姿，腿部向下伸，从前边缓解阔筋膜张肌，然后缓解肩胛下肌，这是一套很有效的方案。放松髂肌可以帮助骨盆外扩。

图6-9a和b　放松肩胛下肌

这些技术演示了可用于指导你的顾客改变习惯性姿势的方法。让肩胛向内侧移动可以打开前胸，然后将手臂放在后面。

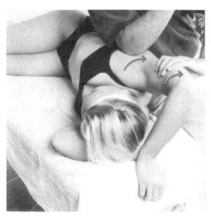

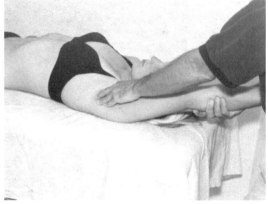

图6-9a

图6-9b

主动动作和被动动作

本书中很多地方都建议让顾客在按摩时主动做动作。意思是，如果你要拉长胫骨前肌，就应该在顾客脚背伸直的时候进行理疗。有顾客的主动配合，总会比只在踝关节放松的时候，被动地接受你的操纵和按摩要强很多。主动地移动能让你有机会确切感觉到哪些动作受到限制。在做脚背伸直的动作时，足部是处于内翻还是外翻状态？以及其能够移动的幅度有多大？当形式被确定后，你可以做出这样的指导，"请将你的脚伸直"或"请将脚跟向后拉"以及其他类似可以帮助他们配合你做出理想动作的方式。

　　主动做动作的另一个优势是让你的另一只手得以解放，可以协助做拉伸、按摩等。比如你可以同时抓住腓肠肌在膝上的两个端点，然后让顾客屈伸膝关节。

　　交互抑制的原理可作为第三个优势，而且可能是主动做动作最重要的一个优势。交互抑制是一种简单的反应，可让大多数关节更轻松、顺畅地做各种动作。当一块肌肉收缩时，它的对抗肌会相应地抑制收缩，这样两块肌肉就不会互相竞争。在胫骨前肌的例子中，当你让顾客做脚背伸直的动作时，腓肠肌和比目鱼肌会一起收缩，并向其对抗肌、胫骨前肌发射可以休息的信号。这种休息的信号能让你更好地对所按摩的肌肉进行拉伸。另一个例子可能是在按摩腘绳肌时，让顾客伸直膝关节也会产生类似信号（股四头肌的收缩会向腘绳肌发射可以放松的信号）。一个患有网球肘的顾客，可以让其在你按摩伸肌的时候做屈腕动作。

　　类似让对抗肌收缩从而拉伸某块肌肉的例子还有很多，而主动做动作对于颈部的理疗具有特别的功效。不让颈部只保持中立位置，或者被动地接受你的操纵。尝试让其主动做一些配合动作，比如向你按摩位置的相反方向侧弯或转动头部。这个简单的原则可以让你的顾客轻易地加强颈部转动的能力，有时紧张的肌肉会直接得到缓解。

　　不要被这些解释吓倒。你不需要变成一位运动技能学的专家，能够正确使用这些技术就可以。最简单的方法就是让顾客做一些能够对你按摩的肌肉有拉伸效果的动作，这样对抗肌就会自动收缩以帮助你做你的工作。

　　要求顾客主动做动作，可能会让一直习惯于被动躺在按摩台上接受理疗的顾客感到突兀，但是你会发现顾客在得到正面的结果时，会更加享受参与进来的过程。从被动理疗转换到让顾客主动配合，并不是一个巨大的改变。大多数时间里，顾客处于放松的姿势会让你按摩的效果得以最大化。但是，希望你能够尝试一些本书中介绍和演示过的方法。在每次按摩时，遇到必要的情况下，让顾客尝试一两次这样的动作。当你开始这样工作后，事情就会变得比你想象的更加简单、自如。

坐姿理疗

　　有时候让顾客放弃使用按摩台而适当使用坐姿，会让一些特定的理疗带来意想不到的好处。所有对斜方肌软化的理疗都可以在一开始使用坐姿进行，且非常快捷。坐姿按摩在顾客刚进入诊室还没有彻底放松下来前，会让顾客感觉比卧姿更自然、舒适。只需要在坐姿下对斜方肌以及肩胛提肌按摩一两分钟，会让对肩部的固定效果在按摩后更加持久。当然，坐姿也可以应用在对按摩时长时间不更换姿势感到厌倦、不适的顾客。

　　这种理疗和按摩椅有本质的区别，按摩椅是为了让顾客短时间内得到覆盖全身的按摩而设计的。虽然你可能希望在顾客按摩后着衣的情况下为其做一些快速的肩部理疗，但是大多数手法还是在肌肉拉伸的状态下按摩会更加有效，并且你必须让顾客在身着内衣的状态下做这些理疗。从着衣一些简单的理疗开始，可以让他们感觉到坐姿按摩的效果，然后逐渐过渡到正常的按摩程序中。

按摩椅的一个重要缺陷就在于顾客必须处于前屈姿势。而在你的私人诊室使用坐姿的时候，你可以让顾客换用各种姿势，以达到对不同肌肉拉伸的效果。

高凳会比座椅更好用。因为高凳相对较高，足够让顾客的膝关节处于骨盆以下，从而让脚部得以提供支撑。除了特殊的拉伸脊椎的屈体动作外，还要让顾客保持坐直的姿态，使腰椎处于正确的位置。这样可以最大限度地减小对腰部和骶骨的压力。

坐姿理疗斜方肌

为了熟悉这些技术，开始使用坐姿对斜方肌和肩胛提肌做理疗。只需要按摩后，等顾客着衣完毕，做一两分钟就可见效。从一位在坐姿的状态下有耸肩习惯的顾客开始，在按摩后为他建议几个额外的手法。这样你可以很快得到很多习惯坐姿按摩的粉丝。

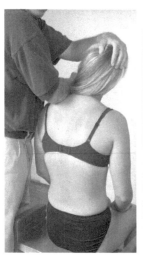
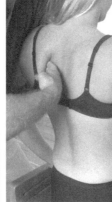

图6-10　　　　图6-11

图6-10　坐姿斜方肌按摩

要确定顾客在坐姿时，腰椎保持正确的弧度。膝关节要低于骨盆，使足部得以提供支撑。在斜方肌上的理疗，可以是单侧也可以是双侧的。做单侧理疗的优势，是可以用另一只手，帮助你的顾客转动或倾斜头部，当然顾客如可以主动做动作会更好。无论是被动还是主动将头向你按摩的相反方向转动或侧弯，都会让你有效地拉伸斜方肌和其他肩上部的肌肉。单侧理疗的劣势在于，无法平衡对骶骨和脊椎的压力。双侧按摩无法达到最好的拉伸效果，但是对于患有背部伤病的顾客会更加安全。两种方案都要从中间向两侧按摩，给予肩部拉长和下降的感觉。

坐姿理疗肩胛骨

图6-11　坐姿肩胛内侧 / 肩胛下肌按摩

在理疗时，用你的手指进入肩胛下肌，你可能需要用肘部顶住自己的骨盆，从而让你用另一只手或者前臂，转动、伸展肩胛骨。

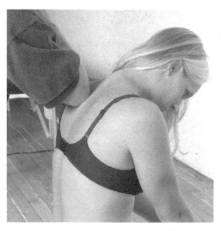 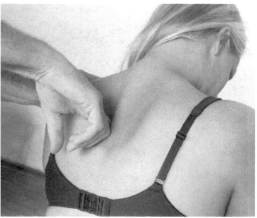

图6-12a　　　　　　　　　　　　　　　　图6-12b

图6-12a和b　坐姿胸椎中段按摩

当顾客处于坐姿时你用肘部或指关节在肩胛骨的内缘或上缘进行按摩是一个很有帮助的方法。当顾客直立时，躺下时的不明显姿势保持模式会显现出来。这个理疗对斜方肌、肩胛提肌以及菱形肌的按摩特别有效。另外，还需要注意的一点是，不要习惯对肩部或肩胛骨连同菱形肌做没必要的提拉。

在缓解肩胛骨之后，用手指、指关节或肘部对脊神经沟做完整长度的按摩，会很有效果。让你的顾客在做完后，起来喘口气，并让其感受按摩带来的好处。

◎ 注意即使颈部和头部前屈，背部也要保持直立姿势。

后伸胸椎

图6-13　后伸胸椎

顾客会爱上这个姿势，但是要确认对你自己背部的保护。这个理疗可以提供大面积的拉伸，你可以同时用指关节针对椎间小肌肉做一些精准的按摩。轻微的震动或侧弯动作，可以放松僵硬的背柱。对于体重较大的顾客，可以让他用肘部在台子上作支撑。用你的右手作为支点，对特定的椎骨进行伸展。

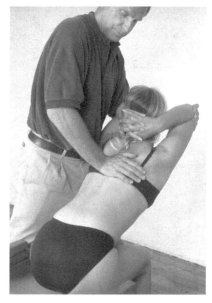

图6-13

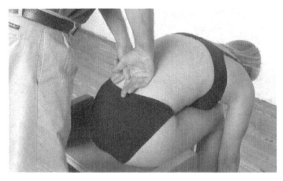

图6-14

拉伸腰筋膜

图6-14　拉伸腰筋膜

让顾客前弯躯干至舒适的位置。可以用枕头垫在膝盖上，或者让其用肘部支撑膝盖。用大面积摊开的手法，但不要对腰部和骶骨施加过大的压力。

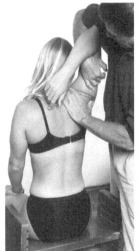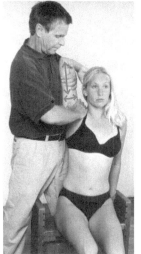

图6-15a　　　图6-15b

肩带按摩

图6-15a和b　坐姿肱部旋转

这个姿势可以允许对肱骨做很多不同外展及转动的动作。触诊紧张的肌肉，然后移动手臂，让你想要按摩的肌肉处于拉伸状态。你可以轻易对圆肌和三角肌进行按摩。

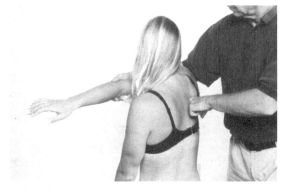

图6-16

图6-16　坐姿拉伸肩袖肌群

将手臂上拉至前胸的位置，可以拉伸肩袖及菱形肌。体会手臂在不同角度时的状态，包括抬过头顶。

图6-17 坐姿扩胸

用你的身体支撑你的顾客，而不是简单地用手抓。缓慢地进行按摩，让顾客在手臂被后拉、胸部紧张肌肉被固定时做深呼吸。

将手法和方案融入你的按摩风格中

要成为一名合格的深层软组织按摩师，或者任何其他人体疗法的专家，对原理的理解和技术层面进行融合是非常重要的。手法和方案演示了一些对特定身体部位的特定问题的解决方法。

◎ 需要记住的重点是，必须清楚你每个动作的意义和目标，而不是盲目地进行按摩。

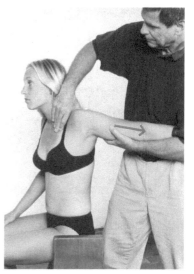

图6-17

我有时发现，注重对新技术的练习和运用会让一些学生变得过于迂腐、死板。他们将手法的运用变成一种刻意的追求，而不是根据顾客需要决定按摩的手法。与所有本书演示的技术一样重要的是，你做的按摩需要为顾客带来真正的好处。我曾在一个物理理疗中心工作过10年，我相信按摩除了对肌筋膜有很多好处之外，你对每一个人的关爱也可以带来很多意想不到的效果。

按摩逐渐被人们认可为真正对人们有效的理疗方法。现在理疗师需要获得按摩理疗方面的教育和认证，需要进行大量科学和医学方面的训练。但我后来还听过一些理疗师十分自以为是，认为所有其他的放松按摩都是毫无意义的。通过我自己在不同的理疗诊室的经历，我有时就能够感受到医院里的那种冰冷和漠视。

一个女性朋友曾开玩笑说，她在成为律师20年后才开始承认男性主导了法律专业，并对之前自己因为不承认女性柔弱的一面而感到好笑。因为，有些女性律师，穿着正式的西服、打着领带，甚至去买男式皮鞋。还好，这种行为没有持续很长时间。

我们的顾客提供的疼痛或者症状方面的信息，很少会准确为我们指向真正紧张的肌肉，而需要特定的技术才可以。我认为理疗师在按摩机器人被发明后依然会有很大的存在价值，因为恐惧、不安、忧虑、愤怒或者寂寞，可以造成很多身体的疼痛，或者身体不适。理疗师应该用自己的内心帮助顾客从心里消除的这些情绪，而不只是身着白大褂与佩戴听诊器冷冰冰地治疗伤病。

下一章会介绍更多关于如何通过按摩技术和实践方法，让你学会自我调节内心的感受。获得高深的技术，并不一定要打压你自己的人性和表达欲望。你在深层软组织按摩方面的技术，只不过是对你表达自己关心他人的一种很好的补充方式。

第七章

从实践中获得经验

进入人体疗法这个行业，道路可能是曲折的。大约25年前我作为研究生学习运动生理学的时候，如果有人告诉我之后的工作会给我带来如今的人生和满足，我是完全不会相信的。这些年，我每一天都会感到由衷的幸运，我能够选择这份让自己由衷热爱的工作，就像可以偶尔站在窗边看着办公室外的树木一样幸福。即使在将来，也许我只能每周做几天简单的工作，我依然希望在力所能及的情况下，能够继续自己这份事业。

满足感对于不同人可能有着不同的定义。对于一些按摩理疗师来说，他们的满足感可能来自于工作时间相对比较有弹性，让他们可以花更多的时间在家庭、艺术兴趣或者旅行上。有些人，则热衷于与不同的顾客建立良好的人际关系。还有些人，可能是冲着较高的收入且能够实现自己的目标而进入这个行业的。只要你充满活力，保持清新的状态，重要的不是为2个还是20个顾客进行理疗，数量完全取决于你的喜好。我遇到过很多理疗师感觉从工作中得不到足够的满足感，因为他们无法得到足够的生意，所以感觉不到成功。

在人体疗法教学的过程中，能够听到学生因为所学的课程，在自己的工作中有了良好的改善，生意从此蒸蒸日上是一件很享受的事情。他们不仅变得更加繁忙，对技术和知识的拓展也让他们找到工作中更多的乐趣和满足。我喜欢让我的每一位学生都能够达到这个目标，但遗憾的是，我也见过一些原本出色的理疗师，像大树在森林中倒塌一样，在理疗实践中，难以找到自己的方向，建立自己的名声。很多年以来，我花了一定的时间与其他理疗师和老师讨论这方面的问题，试图减少造成这些问题的原因。下面的内容，是一些成功的途径以及一些在建立满足感过程中所需要当心的陷阱。

跟着你的知识前进

虽然理疗师往往会在参加完进修课程或研讨会后感到充满热忱，但是要想将新的知识应用到实践中，需要先将这些知识与前面的训练相融合。学习，在很大程度上并不是获取新的信息，而是对早期养成的不良习惯和训练中获取的过时知识及时进行整理并删除。在没有经验的时期，要尽可能为自己的工作设定限度。一些人在没有对解剖结构理解的基础上，就贸然使用更强力的工具或者涉猎医学问题，从而导致他们的按摩却并没有发生实质性的改变，只是在细微方面有些许增进而已。可能最大的障碍是对有限的定义进行过度解读，总是认为需要在按摩时照顾到身体的每一个部位，不能有遗漏。在一开始纠正这个问题时，可能会觉得很不适应。但是在我与很多理疗师的交谈中，我发现更多的顾客都喜欢特别注意他们需要的地方，哪怕其他部位只接受简单的按摩。要想将新的、更强的人体疗法训练有效地应用于实践，有必要做一些牺牲将没有意义的流程尽可能简化。当然，你也可以设计更长的疗程，让具体、针对性强的疗法融入全身按摩中来。

时间管理

开始进行具体的理疗工作，最简单的进入方法是明确你的时间安排，将肤浅或者浪费时间的部分去掉。每一个手法都需要有针对性，并且要放弃死记硬背的套路。我在这里重复我之前所说的，没有目的的手法是毫无意义的。

知道哪里需要按摩：最有用的技术是确定对哪里进行按摩，这对你的顾客最有好处。理疗大师们通常不会硬背按摩的技巧或套路，他们只是针对需要的地方使用需要的手法。这种技术你可以在着重针对顾客的一两个问题进行解决时，会迅速掌握。不要试图完成过多的任务，以免让你的时间变少、精力不足，要满足于对几个部位的集中处理。对于其他不重要的部分在你的疗程快结束的时候，简单照顾一下就足以达到理想的效果。

知道在哪里停止：如果说知道哪里需要理疗是最重要的技术，那么知道什么时候停止就是其次。这个技术应该分为两个部分进行讲解。

知道什么时候达到了你的目标：让紧张的部位放松下来，是理疗师最重要的目标之一。但是很多时候，对于已经放松的部位过度按摩会适得其反。这个习惯不仅浪费时间，会造成人体的不平衡，还会让你的按摩套路难以满足顾客的需求。要对肌肉软化尽可能敏感，在紧张的部位放松下来后，立即停止按摩。

知道什么时候应该放弃：同样，让人感到不适的一种方式是，理疗师在没有准备好放松的部位做长时间且较痛的按摩。一些理疗师会以一种想要战胜顽疾的心态对待较难放松的肌肉。这不仅浪费时间，还会让顾客的不适感增强，症状加剧。如果四五分钟的理疗，对单一部位没有起到任何作用，那么就很可能表明类似的手法也不会有作用，只增强力度是没有意义的。应当改变你的方案，或者停止对其进行按摩，而转到其他部位。因为肌肉软化有时候是必须对其他部位事先进行按摩才可以。也有可能是，这部分肌肉需要几天甚至更长的时间才能放松下来。当你真正对主要的部位进行了足够的理疗后，紧张会自动缓解。

在恰当的深度按摩：早期的按摩训练需要让学生保持警惕，直到他们在浅层按摩的过程中熟知了安全性，或者对某一部分肌肉做过足够充分的准备。但是早期需要注意的禁忌很多都比较极端，造成理疗师只敢在浅层进行热身按摩，没有胆量进入肌肉的深层进行更有效的按摩。一些顾客将这种现象解释为，过度紧张和小心接触，就好像对肌肉进行瘙痒一样，没有拉伸，哪怕是对疼痛的部位。所以，能够以最快速度，并恰到好处地进入肌肉深层是最重要的技术之一，不仅能够节省你的时间，还能够让你的顾客喜欢上你这种针对性很强的技术。

◎ 能够以最快速度，并恰到好处地进入肌肉深层是按摩理疗最重要的技术之一。

其他限制理疗师成长的陷阱

在从事教学工作的这些年中，我发现了限制理疗师进行更加出色的工作的几大误区。

不敢打扰顾客让其更换姿势：在早期的训练中，让顾客安静地放松是很重要的目标。几乎所有的人都需要知道，指导顾客更换体位会让你的治疗选择更加有效。让顾客移动至侧卧姿、将足部伸出按摩台造成脊椎的转动或者侧弯，可以让你在治疗时有更多的选择。你会发现，你的顾客对于更换体位并不介怀。

遮盖： 移动肢体，转换成侧卧姿，或者让顾客坐起来做一些更具体的理疗时，可能会面对难以用单子遮盖身体的情况。遮盖是一项有用的技术，不只是一种形式。我发现无法找到合适方法遮盖顾客的身体会让理疗师无法进行很多更具想象力的手法和方案。我曾经有一个学生感谢我说："……让我从遮盖问题的心理障碍中走出，是我成功的关键。"当然你一定要照顾顾客的感受，但是增加太多的遮盖，如毛巾、单子、枕头等，会妨碍你达到顾客所需的目标。我的经验告诉我，其实只需要询问顾客：是否需要着内衣进行这些姿势的按摩？

早期禁忌： 很多早期按摩训练中的警告会影响理疗师向更高的水平发展，或者让他们的理疗按摩变得过于死板、教条。我见过很多有长期工作经验的理疗师，不敢对前颈、脊椎附近进行按摩，或者对关节进行活动（包括脊椎），还包括腹部以及臀部，这让他们多年来没有进步。当然你不应该对不熟悉的部位进行按摩，你需掌握更多部位相关的知识。因为往往当你对解剖结构有足够的了解后，你就会对这些部位的安全有足够的了解，之后便可以有所突破。还有一些理疗师，只向心脏回血的方向进行按摩，以致他们无法应用到减压关节带来的好处。通过对关节部位向心脏回血相反的方向按摩，减缓其压力，通常是值得建议的方法。

乳酸神话： 我很惊讶的是，很多人相信乳酸可以造成肌肉硬化，而且在按摩中会造成乳酸分泌，因此在按摩后会感到疼痛。这是一种误解，却很难证明，因为没有一位科学家考虑过针对这个问题做研究，他们觉得没有必要。实际上，乳酸只会在肌肉做30~60分钟有氧训练后才可能分泌，然后通过三羧酸循环，转换成丙酮酸酯，作为能量源。这个误解，让理疗师们总是在进行过力或不当的理疗按摩后，把这个理论告诉顾客：没有疼痛，就没有进步。

润滑剂： 大多数理疗师使用润滑剂的量都太大，或者选择错误的润滑剂类型。可能，放松性按摩和深层软组织按摩或肌筋膜按摩最大的不同就是在润滑剂的使用上。因为后两者需要对肌肉进行提拉和拉伸，而不只是在肌肉上滑动。使用尽可能少量的润滑剂是非常重要的（乳液要比油脂更好），并要考虑使用类似鞋油质地的产品，里面最好含有蜂胶作为基础原料。

马步姿态：很多老师会很迷信地劝导学生使用这个姿势，膝关节十分弯曲，骨盆卷曲，并且两脚与身体平行。你应当将你的身体重量作为你用力的核心，然后将双脚与地面摩擦力转化为横向力量，作用在顾客的身体上。这样能够极大地减少你使用肌肉的力量。你的手如果抽开，你会倒在顾客的身上。马步用在武术上，可以让双脚从地面获取力量；但是用在深层按摩上，会让力量无法很好地传递到手臂，从而降低按摩的效果。由于没有使用身体的重量，你的手法需要更多用到肌肉的力量，不仅造成顾客的不适，还会让你感到疲劳甚至出现伤病。

肘部和指关节只会在深度按摩中使用：这些工具对于肌肉组织的按摩是十分有效的，在相对温和的按摩法中使用完全没有问题。只要经过一定的练习，你的肘部会和你的手指一样敏感。

随着你技术的提高，早期训练中获得的信息可能会逐渐失去意义，甚至会变成错误的，而新的内容也未必就一定会适合或者正确。这个时候需要针对你的情况，将这些信息分散开加以解读，不要坚持没有意义的方式。根据你个人的实际需要，在所学内容的基础上调整你的技术。

从事人体疗法工作的现实

实际问题

对于按摩理疗这个行业，选用"专业"而不是"商业"一词是别有用意的。而有些时候，要想获得生存需要的收入就必须将重点先放在商业形象的建立上，而专业技术本身是次要发展的部分。建立一个按摩理疗诊所，按摩技术固然很重要，然而同时也需要很多其他与按摩本身并不相关的能力。比如，你需要拥有一个固定的顾客群体，并且与他们建立好人际关系。

很多开始从事这个行业的理疗师，首先会选择在SPA、脊椎按摩师诊室或者其他类似的机构里工作，这对经验的积累是非常好的方法，可以帮你对不同的人施展你在学校里学到的技术。在这些机构工作，不需要考虑如何建立自己的诊室、招聘员工，或者一开始所需要的一笔较大的开支。在SPA工作一般会获得较为稳定的收入，有时还会有健康保险、假期和免费的会员福利。而且与一些兴趣爱好相近的人一起工作交流，本身也是一项优势。

当然从另一个角度来讲，这样的工作会阻碍你自我实现，获得更高荣誉和满足感。最大的危险是，疲劳过度。我很少见过一位理疗师能在SPA里工作超过5年的。显然，在这里理疗师只能获取较少比例的提成，却通常要比自己开诊室的工作至少多一倍。为了能够满足生存需求，很多人不得不过度地进行工作，久而久之导致伤病和心理上的痛苦。

另一个需要担心的问题是，在其他机构工作会让你很难获得自我表现的机会。在SPA或者脊椎按摩诊室，顾客更多的是冲着特定的按摩方式而来。而如果你能够有自己的诊所，你就可以随心所欲地调整你的方式，从而更快、更有效地使顾客获取所需。

很明显，和我对一开始进入行业，激励推荐在SPA或者脊椎按摩诊室里工作一段时间一样，长期来讲，拥有自己的诊所还是更好的选择。大多数理疗师都因为及时做出转变而感到喜悦，而还有很多人被自己的依赖性所牵绊，不敢自己出来单做。因为他们从事着全职的工作，没有时间和精力再去突然做出任何改变，但是这个问题并没有简单的答案。

每一个人都有自己的答案，但也要听从已被证明有帮助的建议。首先是要选择你希望的按摩理疗类型，然后选择可行的时间表去一步步实现。没有明确的目标，事情很难自动发展。大多数理疗师，没有足够的储蓄让他们放松下，以便有足够的时间来去琢磨更多的事情。自己开诊所，在一开始短暂地牺牲一些收入可能是必需的，但是也没必要突然做出改变。很多理疗师会每周空余一天的时间只做私人理疗，如果这一天没有人预约，他们会将时间花在建立人际关系和广告等方面。在他们缓慢地建立起自己的名声之后，他们再将私人理疗占用的时间增加，直到能够支撑自己的生活。

一项巨大的开支，是建立自己的办公室。由于这一点，一开始做一些出诊式的按摩理疗师，是很不错的实践选择，不仅能让你有足够的经历去做私人理疗，还能够暂时节省建立办公室的费用。拥有自己的办公室很理想，但很多理疗师即使租不起办公室也不愿用自己家的房子。也可以考虑与几位有类似需求的人合租一间办公室，平摊费用，根据各自的预约安排来确定使用办公室的时间。当你的顾客数量增加之后，再考虑增加使用办公室的时间。

像本节最开始提到的，和其他人一起工作也是一项优势，也许那就是适合你的方式。但是，如果你希望拥有自己的诊所、自己的顾客，就需要花一些时间和精力，向着每个目标一步步努力。你可能会发现结果是，你从事的不再是一项工作，而是一份事业。

自尊心

我们大多数人都需要有我们尝试做到最好的自我的满足感，这样自信才能随之增加。一个很有趣的现象是，在我的课程中，我发现有些学生因为学习到了一些新技能，在课程结束后工作得到了奇迹般好转。并且学生们经常会打电话告诉我，他们突然获得了很多新的顾客。当然，我很希望我的课程能够让每一位学生成为更棒的理疗师，但同样重要的是通过学习，让他们变得更加自信，觉得自尊心得到了满足。但是，并不是有很多的理疗师会来进修更多的课程。

有时候，妨碍人进步和学习的问题，是人内心的一种意愿，而并非兴趣不足。取代满足的是一种不愿意重新进入学习状态的心理。在一开始做按摩的时候遇到困难的事情，可能让原有的信心和能量流失。当涉足自己不擅长的领域，去学习一些新的知识，面对自己不熟悉的情况，会让人感到恐惧和抵触。在我们的学校系统中，长期存在的竞争已经让我们中的许多人将参加课程看作痛苦不断地测试，而不是知识的汲取。

想象你在考虑购买一家公司的股票时，突然发现他们在研发方面没有任何预算。你还会坚持你的投资给这种短视的企业吗？一些理疗师做的是同样的事情，让自己的技术无从提高和拓展，却希望自己的理疗能够成功。你最开始的训练，不论是150小时特训，还是1000小时认证课程，只是能让你做好上起跑线的准备。人体工作是需要循序渐进地学习并不断进步的，因为在实践中才能遇到真正的问题。1000小时的课程确实能够给予学生大量的信息，但是在这些学生没有任何概念的情况下，未必能够真正理解。就像是在网球比赛前，只上过很多理论课程，却没有过实际练习的感觉一样。你会发现在工作后继续进修课程，才能够对很多技术和知识真正理解，极大地增强自己的信心和自尊心。

让你自己独一无二

在发展按摩理疗事业的时候，成功之前，我们会遇到很多艰难的竞争，不仅会来自医学专家，也会来自自己的同事。一个能够让你真正成功的关键是你要与其他理疗师区分开来，做到独一无二。最简单的做法，当然是做一个更"好"的理疗师，但是这个更"好"如何定义，没有人知道，而且也未必能够保证成功。真正能够区分你和其他理疗师的，是你应当有意识地培养自己在某些技术上的独到之处，不仅是要去进修课程，更重要的是要能学以致用。

太多次我的学生在离开课堂后，对自己新学到的理论兴致勃勃，这对于他们自己的职业生涯预期往往会有极大的提升。他们可能对肌肉层次以及如何运用一些工具感到更加得心应手，这让他们的理疗技术突飞猛进。但是也有很多人，发现他们所学最终实际并没有为他们带来更多的工作。

这些年，我一直很好奇为何会有这样的差异出现。通过顾客就能够了解到他们有些人的技术确实能够得到显著的提高，而有些人却没有提升。最终，我发现问题的根源在于，那些生意大大增加的理疗师，往往能够真正将所学的内容融入自己的技术当中，确确实实地在有效使用新的技术。他们开始让顾客使用侧卧姿势，或者明显减缓手法的速度。最重要的是，他们不再试图将时间平均分配至全身所有部位，或者对每个人做完全一样的理疗。

虽然他们也还会做全身性的按摩，但这些理疗师开始很有意地注重在两三处花费额外的时间。他们的顾客立即能够感觉到不同，然后开始不断地找他们做理疗，还将更多的朋友推荐过去。很多顾客都表示："我从未做过这样的理疗。"没有多长时间，理疗师的工作室便由于太忙，不得不让所有的顾客提前预约。

所以，对那些上课后，没有太多效果的理疗师，很明显问题是即使他们在原有的技术上有些提高，但却没有对自己的理疗做任何根本上的改变。很多都表现为，不敢与顾客进行有效的交流，无法主动地得知顾客所需。他们从未让顾客移动过肢体，让肌肉形成运动的姿态，或者他们没有真正减缓自己的手法，有效让僵硬的脊椎或者肋骨得到缓解。他们还是对全身保持一样力度的按摩，由于时间紧迫不重视去寻找真正紧张的部位。

最重要的是这些理疗师依然继续着他们之前的按摩，哪怕有些进步，但那还是他们自己以前的方式。很多人都对使用新工具感到恐惧，因为他们把自己限制在了思维的定式中，将理疗想得太过死板。他们将课堂中对模型的那套按摩方法，直接照搬到顾客身上。他们害怕顾客会对新式的按摩感到奇怪或不同，而不是想办法让顾客认同并接受自己的新技术和按摩方式。

◎ 总体而言，他们过度地考虑不同带来的问题，而这种不同正是让他们和其他理疗师区分开来的重要方法。

从自我表达中得到满足

在这本书中，我很多次提到建立自己的理疗模式有多么重要，而一定要从"千篇一律"或"只为数量"的概念中摆脱出来。很少人能够在缺少思维和创造力的情况下，全情投入到某一份工作中。如果你希望在工作中保持乐观的态度，你就应该通过你的智慧给予顾客所需，为他们每一个人量身打造按摩的方式和计划。

无论是美术、音乐、体育、工作或者人和人之间的关系，最能够让人享受的事情，莫过于能够将自己的特殊性表达出来。正如一个善于表达的人可能只需要用到他的小部分词汇便可表达自己，在一次理疗中你只能使用有限的技术来完成工作。但是，伟大的诗篇往往需要的是简明、清晰而又恰到好处的几个字或几个词。同样，你也只需要能够针对顾客的问题，恰到好处地选择和使用几种技术。只要使用清晰的词汇就能写出更好的文章，希望从这本书中学到的手法和技巧，能够让你更好地展示自己的按摩技艺，然后从工作中获得更多的满足感。

推荐阅读

综合人体疗法

Chaitow, Leon. *Muscle Energy Techniques with* CD-ROM. 3rd ed. Oxford,England: Churchill Livingstone, 2006. ISBN-10: 0443101140, ISBN-13: 978-0443101144, 276 pages, $79.95 USD.

这部综合性很强的著作，介绍了肌肉能量技术（MET）的理论和应用。它演示了一些可操作性的技术，即在被理疗师治疗的时候，患者主动地向相反方向移动的技术。这些技术结合了物理理疗、整体疗法、脊椎按摩以及手动医学等方面的学科，不仅是在技术的演示上，并且对人体机能学的理解都有着深远的影响。

Chaitow, Leon, Graeme Chambers, and Viola M. Frymann. *Palpation and Assessment Skills*. 2nd ed. Oxford, England: Churchill Livingstone, 2003. ISBN-10: 0443072183, ISBN-13: 978-0443072185, 400 pages, $71.95 USD.

这是一部很杰出的关于触诊和评估肌肉及骨骼技能的著作。

Clay, James H., and David M. Pounds. *Basic Clinical Massage Therapy: Integrating Anatomy and Treatment*. LWW Massage Therapy & Bodywork Series. Philadelphia: Lippincott Williams & Wilkins, 2002. ISBN-10: 0683306537, ISBN-13: 978-0781756778, 450 pages, $52.52 USD.

清晰、完整的解剖图以及对理疗师手法的详细解读，让这部著作很容易被课堂或者自学者使用。它提供了关于具体临床技术的完整信息，包括按压、剥脱术、神经肌筋膜以及横向按摩法。

Dalton, Erik. *Advanced Myoskeletal Techniques*. Oklahoma City: Freedom from Pain Institute, 2005. ISBN-10: 1599752883, ISBN-13: 978-1599752884, 315 pages, $87.95 USD.

这是一部十分详尽、有用的著作，涉及了极其有趣而且困难的内容，不仅是包涵具体的人体疗法，还包括更重要的对人体如何工作的理解。它让学生学到很多从基本手法中无法领悟的知识，也能提高他们对实际人体愈合的理解。

Davies, Clair, Amber Davies, and David G. Simons. *The Trigger Point Therapy Workbook: Your Self-Treatment Guide for Pain Relief*. 2nd ed. Oakland,CA: New Harbinger Publications, 2004. ISBN-10: 1572243759, ISBN-13:978-1572243750, 323 pages, $19.95 USD.

对于理疗师和顾客来讲这都是另一部关于人体疗法的经典著作。作者文笔清晰，且通俗易懂。对于理疗师来讲，无论是用于治疗还是教学都是难得的好书。

Hendrickson, Thomas. *Massage for Orthopedic Conditions*. Philadelphia: Lippincott Williams & Wilkins, 2002. ISBN-10: 078172287X, ISBN-13: 978-0781722872, 550 pages, $50.95 USD.

这是一部很好的针对手法医学的参考书，并且还能够被应用到按摩中。如果理疗师对解剖学的认知足够，会更加有益。这些文字详尽介绍了具体的治疗条件、评估及流程。

Juhan, Deane. Job's Body: *A Handbook for Bodywork*. 3rd ed. Barrytown, NY: Station Hill Press, 2002. ISBN-10: 1581770995, ISBN-13: 978-1581770995, 488 pages, $39.95 USD.

这部著作可以被视为人体疗法教育的鼻祖，对于治疗者及公众都是如此。它不是一本教你如何去做的书，主要在哲学方面有丰富的内容，并且其在细胞生物学、神经生理学及物理学方面都有极高的科学参考价值。这部书能让读者对人体各部位及其相互关联有充分的理解。

Lowe, Whitney. *Orthopedic Assessment in Massage Therapy*. Daviau-Scott, 2006, ISBN-10: 0966119630, ISBN-13: 978-0966119633, 305 pages, $39.95 USD.

这又是一部具有极高推荐价值的著作，其信息范围很广，从伤病评估到疑难排解以及治疗的建议，对各类人体疗法工作者都有帮助。

McIntosh, Nina, and Mari Gayati Stein. *The Educated Heart: Professional Guidelines for Massage Therapists, Bodyworkers and Movement Teachers*. Reprint ed. Philadelphia: Lippincott Williams & Wilkins Publishers, 2003.ISBN-10: 0781748860, ISBN-13: 978-0781748865, 248 pages, $26.95 USD.

这本书彻底并通俗地概括了人体疗法应用中专业及伦理方面的问题，不仅提供了重要的实践信息，还包括了关于如何将你的顾客分类等内容，阅读起来十分有趣。很多顾客或理疗师的问题，都可以从这本价值很高的著作中得到答案。

Myers, Thomas W. *Anatomy Trains: Myofascial Meridians for Manual and Movement Therapists*. Reissue ed. Forewords by Leon Chaitow and DeaneJuhan. Oxford, England: Churchill Livingstone, 2001. ISBN–10: 0443063516,ISBN–13: 978–0443063510, 278 pages, $52.95 USD.

此书是一部真正有创造性的人体疗法著作，解释了筋膜在人体肌肉紧张时扮演的角色，给大量的人带来了巨大的影响。不像其他图书，只是粗略地涉及一些简单的人体架构，然后给予已经设定好的程序。这本书对于整体治疗的力量与人体平衡有着重要的理解，让治疗的核心转移到病因，而不再是症状。可以作为图书馆中，每个人都能翻阅的图书。

Rolf, Ida P. *Rolfing: Reestablishing the Natural Alignment and Structural Integration of the Human Body for Vitality and Well–Being*. Revised edition.Rochester, VT: Healing Arts Press, 1989. ISBN–10: 0892813350, ISBN–13:978–0892813353, 304 pages, $24.95 USD.

与Job's Body 和Awareness Through Movement（见推荐阅读）两部著作一起，这本书对于人体疗法有着真正颠覆性的影响。艾达·罗尔夫努力让自己具体的理疗计划不被披露出来，但是对于肌筋膜解剖以及姿势造成的紧张是其他人体疗法工作者都可以借鉴的。这本书仅从历史角度有讲就有很大的阅读价值。

Simons, David G., Janet G. Travell, Lois S. Simons, and Barbara D. Cummings. *Travell & Simons' Myofascial Pain and Dysfunction: The Trigger PointManual*. 2nd ed. Philadelphia: Lippincott Williams & Wilkins, 1999. ISBN–10: 0683307711, ISBN–13: 978–0683307719, 1664 pages, $194.95 USD.

此书作为经典触发点百科全书的升级版，它拥有更多的内容。书中的信息可能对于使用者来讲有些过于烦琐了，但是如果作者的问题让人觉得具有参考价值，任何一位触发点的理疗师都应该把它作为一部参考书。并且其中的解剖图是值得肯定的。

Stanborough, Michael. *Direct Release Myofascial Technique: An Illustrated Guide*

for Practitioners. spiral bound ed. Oxford, England: Churchill Livingstone, 2004. ISBN–
10: 0443073902, ISBN–13: 978–0443073908, 232 pages, $49.95 USD.

这是一部既有深度又不难懂的著作，其中关于大多数问题的成因和治疗的内
容极其值得阅读。与其他很多书籍不同，这本书以大量的图片作为演示，清晰地介
绍了如何为人体提供平衡，而不是只针对如何治疗病症。

脊椎活动

Greenman, Philip E. *Principles of Manual Medicine*. 3rd ed. Philadelphia: Lippincott
Williams & Wilkins, 2003. ISBN–10: 0781741874, ISBN–13: 978–0781741873, 700
pages, $99.00 USD.

此书关于脊椎按摩技术的理解，能够为你的理疗打开更宽的视野。这是一部
严谨的医学著作，也是一部经典之作。但这里建议你在购买此书之前最好先找一本
阅读一下，以确定你是否需要这方面的知识。书中详尽、清晰地介绍了脊椎的工作
机理和具体治疗手段。

Maitland, Jeffrey, and Kelley Kirkpatrick. *Spinal Manipulation Made Simple: A
Manual of Soft Tissue Techniques*. Berkeley, CA: North Atlantic Books, 2001. ISBN–10:
1556433522, ISBN–13: 978–1556433528, 164 pages, $20.00 USD.

这是一部主要介绍骨骼和韧带的概述型著作。它对脊椎机理，包括脊椎关节
的活动，进行了清晰、概括性的介绍。

顾客自学书籍与练习指导

Chatz, Mary Pullig. *Back Care Basics: A Doctor's Gentle Yoga Program for Back
and Neck Pain Relief*. Berkeley, CA: Rodmell Press, 1992. ISBN–10:0962713821,
ISBN–13: 978–0962713828, 264 pages, $21.95 USD.

这是一部值得向顾客推荐的著作，可以购买几本借给顾客阅读。此书介绍了人
应该如何进行自我护理，并对于你的实际理疗会有很大帮助。你可以自己为顾客进
行安全、有效拉伸的讲解，也可以让他们去参加瑜伽等一些训练，以帮助他们了解
这部分内容。关于如何处理颈部和背部的问题，这本书也提供了很好的建议。

Feldenkrais, Moshe. *Awareness Through Movement: Easy–to–Do Health Exercises to Improve Your Posture, Vision, Imagination, and Personal Awareness*. Reprint ed. San Francisco: Harper San Francisco, 1991. ISBN-10: 0062503227,ISBN-13: 978-0062503220, 192 pages, $14.95 USD.

这是一部很有名气的著作，专门为顾客自我护理设计。不过书中具体介绍的运动方法，在理疗的时候也可以为顾客演示。这些运动练习方法，对顾客极其有效，但是很多人会发现自己难以独立完成，因此，可以选择费登奎斯专家协助进行。

Johnson, Jim, and Scott D. Boden. *The Multifidus Back Pain Solution: Simple Exercises That Target the Muscles That Count*. Oakland, CA: New HarbingerPublications, 2002. ISBN-10: 1572242787, ISBN-13: 978-1572242784, 132 pages, $12.95 USD.

这部书介绍了在背部疼痛时肌肉各部分的作用，其主要是面向大众而撰写的，但对于理疗师也非常有用。它对自我治疗进行了详尽的指导，对顾客来说是一份不错的资源。

McKenzie, Robin A. *Treat Your Own Back*. 6th ed. Orthopedic Physical Therapy Product, 2006. ISBN-10: 0958269238, ISBN-13: 978-0958269230, 72 pages, $10.00 USD.

McKenzie, Robin A. *Treat Your Own Neck*. 3rd ed. Orthopedic Physical Therapy Product, 1997. ISBN-10: 0473002094, ISBN-13: 978-0473002091, 63 pages, $10.00 USD.

这部影响力巨大的著作，详细讲解了背部与颈部的疼痛问题，激励顾客自我帮助，对顾客来说是难得的礼物。两个版本都很优秀，新版本包括了更多解剖的基本原理，可协助持续操作。这两本书，帮助了成千上万患有背部或颈部疼痛的人。

解剖学及运动生理学

Acland, Robert. *Acland's Video Atlas of Human Anatomy*. Philadelphia: Lippincott Williams & Wilkins, 2003. ISBN-10: 0781743575, ISBN-13: 978-0781743570, 7-DVD Set, $159.95.

如果你无法去参加解剖课，这本书是你必须阅读的。阅读这本书甚至可能让你得到比课堂中对解剖学更深的理解。一些脑部、神经系统的详细解剖结构，会让更多有兴趣涉猎更广的理疗师有机会了解这些内容，而且还有DVD（需要另行购买）可以作为不错的辅助，以增进对书中内容的理解。

Biel, Andrew R., and Robin Dorn. *Trail Guide to the Body: How to Locate Muscles, Bones, and More*. 3rd ed. Boulder, CO: Books of Discovery, 2005.ISBN-10: 0965853454, ISBN-13: 978-0965853453, 420 pages, $52.95 USD.

这本书用于学习解剖学或者作为触诊参考手册，都是不错的。它提供了出色的演示，将解剖学的信息和人体疗法的理念相结合，让学习解剖学变得十分有趣。作者还提供了很多其他的辅助学习材料，比如记忆卡片、其他书籍等。

McMinn, R. M. H., R. T. Hutchings, J. Pedington, and P. H. Abrahams. *Color Atlas of Human Anatomy*. Reprint edition. St. Louis, MO: Mosby-Year Book,1993. ISBN-10: 0815158513, ISBN-13: 978-0815158516, 368 pages, $46 USD.

此书拥有精致的解剖图和照片是我最喜欢的一部关于解剖结构的图集。几乎和你自己拥有一件完整的标本一样，它能够让任何人增进对人体的了解，包括你的顾客。我的顾客对我为他们提供的解剖结构图总是会欣喜和感激。对于那些特别感兴趣的人，我也推荐他们自己购买这部书。

Netter, Frank H. *Atlas of Human Anatomy*. 3rd ed. Oxford, England: W. B. Saunders, 2002. ISBN-10: 1929007116, ISBN-13: 978-1416033851, 612 pages, $72.95 USD.

这是一部对于医学研究很有意义的解剖图集，在学习、临床参考和对病人指导方面都很有价值。它不只有优秀的文字，还提供了极其具有艺术价值的手绘解剖图，是一部你可以永远保存的著作。

Powers, Scott K., and Edward T. Howley. *Exercise Physiology: Theory and Application to Fitness and Performance*. 6th ed. New York: McGraw-HillHumanities/Social Sciences/Languages, 2006. ISBN-10: 0073028630, ISBN-13: 978-0072878653, 624 pages, $92.50 USD.

虽然本书是针对专注于运动生理学的学生而作，但它对人体疗法工作者来说并不会过于困难。按摩训练通常会涉及通过身体机能来解释问题的原因，这些解释主要是建立在解剖结构的基础上。当然，很多运动生理学的著作都很不错，但是这部书所拥有的很多实践案例，可以让理疗师对运动员的理疗有更深的理解。

术语表

Quadriceps Muscles　股四头肌	Paraspinal Muscle　椎旁肌
Deltoid　三角肌	Latissimus Muscle　背阔肌
Erector Spinae Muscles　竖脊肌	Serratus Muscle　前锯肌
Sternocleidomastoid Muscle　胸锁乳突肌	Pectoralis Minor　胸小肌
Scapula　肩胛骨	Pectoralis Major　胸大肌
Triceps　肱三头肌	Supraspinatus　冈上肌
Teres　圆肌	Infraspinatus　冈下肌
Hamstring　腘绳肌	Trapezius　斜方肌
Tibialis Anterior Muscle　胫骨前肌	Scalene　斜角肌
Gastrocnemius　腓肠肌	Cranial Muscles　颅肌
Soleus　比目鱼肌	Occipital Ridge　后头脊
Adductor　内收肌	Temporalis　颞肌
Pelvis　骨盆	Masseter　嚼肌
Ischial Tuberosity　髂胫束	Pterygoid　翼状肌
Tensor Fasciae Latae　阔筋膜张肌	Digastric　二腹肌
Gluteus Maximus　臀大肌	Sternocleidomastoid　胸锁乳突肌
Piriformis　梨状肌	Plantar Fasciaitis　足底筋膜炎
Sacrum　骶骨	Carpal Tunnel　腕管
Coccyx　尾椎	Obliques　腹斜肌
Sacrotuberous　骶结节	Humerus　肱部
Iliolumbar　髂腰	Descending Aorta　降主动脉
Quadratus Lumborum　腰方肌	Aneuysm　动脉瘤
Psoas Major　腰大肌	Radial　桡动脉
Iliacus　髂腰肌	Ulnar　尺骨
Diaphram　横膈膜	Common Carotid Artery　颈总动脉

Carotid Sinus　颈动脉窦

Brachial Plexus　臂丛神经

Paroid Salivary Gland　腮唾液腺

Submandibular Salivary Gland　颌下腺

Axilla　腋窝

Neurovascular Bundle　神经血管束

Ulnar Groove　尺神经沟

Xyphoid Process　剑突

Appendix　阑尾

Lateral Femoral Cutaneous Nerve　股外侧皮神经

Tarsal Tunnel　跗管

Posterior Tibial Nerve　胫后肌神经

Medial Malleolus　内踝

Bursae　滑囊

Floating Ribs　浮肋

Clunial Nerves　侧皮神经

Sciatic Nerve　坐骨神经

Squamous Protion of the Temporal Bone　颞骨鳞部

Greater Wing of Sphenoid　蝶骨大翼

Common Peroneal Nerve　腓总神经

Proprioceptive Neuromuscular Facilitation　神经肌肉易化技术

关于作者

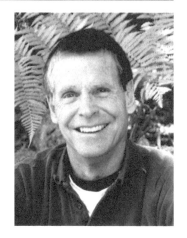

阿特·里格斯是一位得到高级罗尔夫认证的资深按摩理疗师，他从1988年开始执教人体疗法。他个人身体活动上的问题及对高难度运动的追求，包括超级马拉松，让他开始对人体疗法产生兴趣，并从最开始的诊室接待员到学生做起。他在接受、提供人体疗法等方面有完整的经验。他毕业于加州大学伯克莱分校运动生理学专业，获得硕士学位。他的整个生涯都作为一名罗尔夫按摩治疗工作者及深层软组织按摩教师。他举办了很多关于健康理疗及医学专业的研讨会，包括物理理疗，更协助了罗尔夫学院的培训工作。

在工作的前十年，里格斯主要专注于物理理疗中的肌筋膜疼痛缓解，并从中培养了自己的兴趣。他曾帮助多位奥林匹克运动员、职业橄榄球和篮球运动员以及职业舞蹈家及音乐家解决了问题，提高了他们在各自专业中的状态。除此之外，他还帮助广大群众更好地了解他们的身体，让他们更加轻松、舒适地进行每一天的生活，这其实占据了他主要的工作时间。